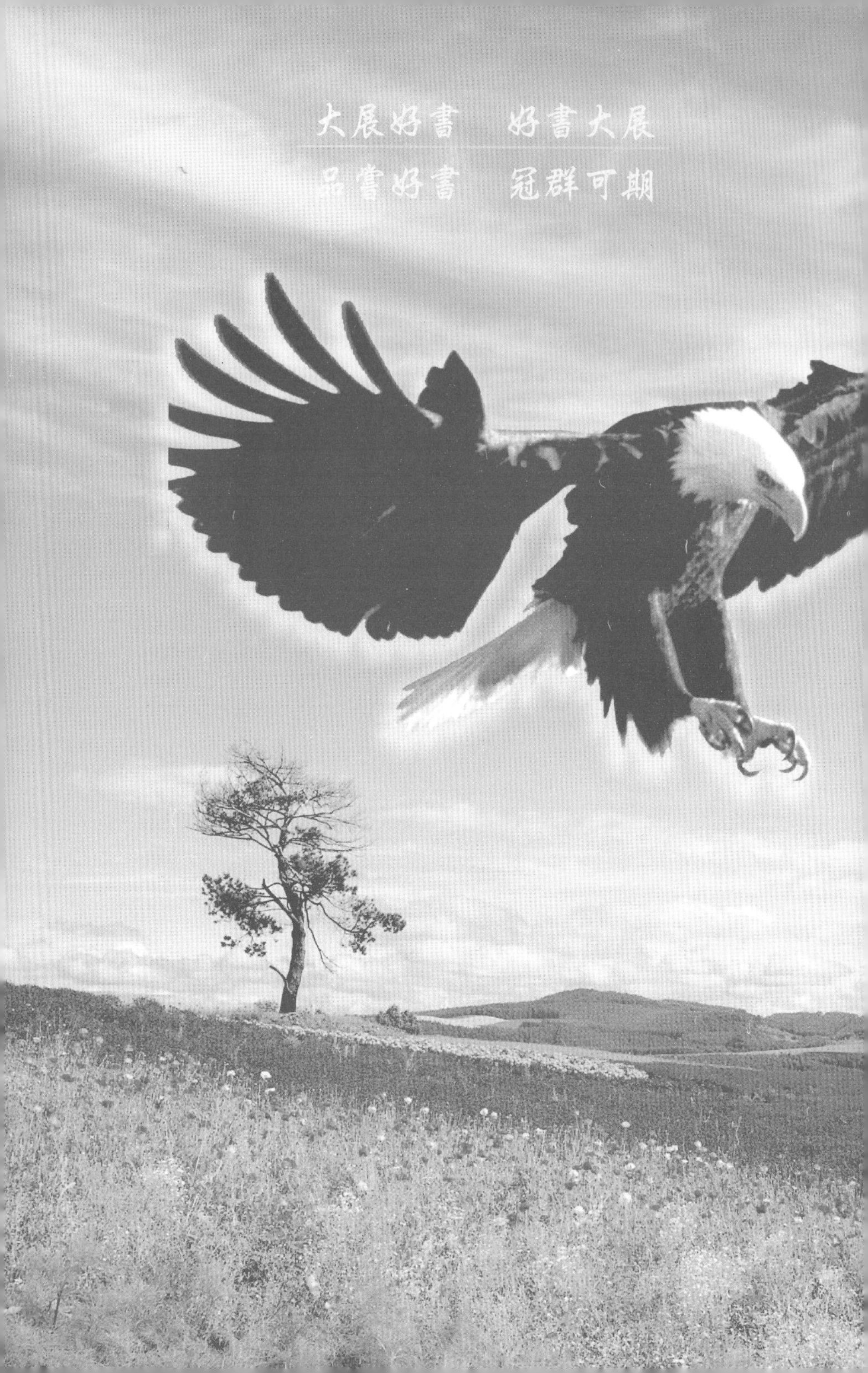

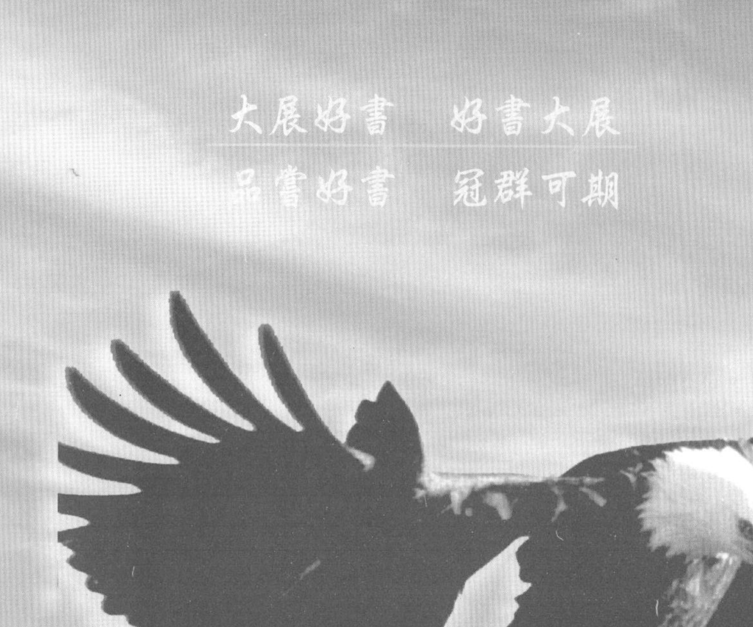
大展好書　好書大展
品嘗好書　冠群可期

大展好書　好書大展

品嘗好書　冠群可期

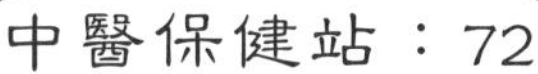

中醫保健站：72

手診·手法整骨

診治骨關節脫位、半脫位、錯位

附VCD

主編　趙玉學

編委　趙翠芹　趙　亮

張曉軍　張　敏

大展出版社有限公司

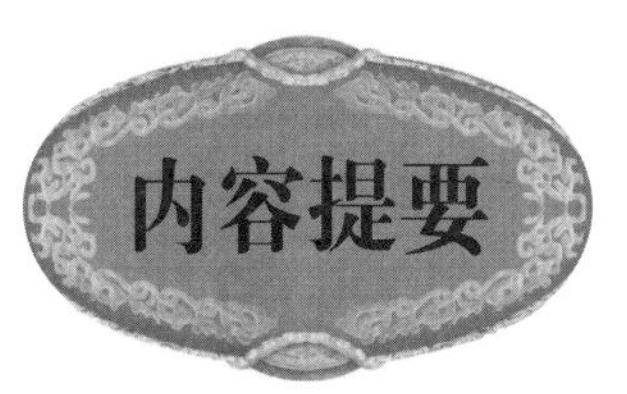

内容提要

手法診斷（簡稱手診）似乎是不可思議又很神奇，雖然難以掌握，卻是在臨床診斷疾病的實踐中不可或缺的檢查手段。

本書揭示了手診的可行性及其理論依據，實踐顯示了手診在臨床診斷學上的非凡價值。全面闡述了依據手診和手法整復診治全身常見骨關節脫位、半脫位及錯位。翔實地記述了各關節脫位等的解剖、病理、病因、病機、臨床表現與診斷，重點以文字和200餘幅插圖詳解各骨關節脫位、半脫位及錯位的手法復位的治療方法。

配有動態VCD光碟，光碟中介紹了手法診斷骨關節疾病的方法，還介紹了頸椎、胸椎、腰椎、上肢、下肢、足部關節脫位、錯位的手法治療。

前　言

在骨科門診和基層醫療單位，脊椎病和四肢關節疼痛的病例佔有相當大的比例，屬於常見病、多發病，使廣大患者長期忍受著巨大痛苦，他們反覆就醫，長期治療，但療效不令人滿意。這是對醫務工作者的挑戰，也是我們骨科醫師不可推卸、責無旁貸的責任。

作者在30多年手法診治骨關節病中很少利用影像學檢查，基本不用藥物治癒數十萬病例，積累了豐富的手法診治經驗，同時吸取了古今中外先輩、專家學者的精華而編寫成本書。

本書僅對骨關節脫位、半脫位、錯位的病因、病機、診斷及其手法復位予以闡述和探討。

本書共13章，第一章爲緒論，對骨關節疾病的診斷、病因等相關問題進行分析和論述。第二章闡述了手診的產生及其理論依據以及在臨床診斷學上的價值。第三章爲骨關節及其脫位的概述，簡述了骨關節及其脫位的概念，是骨關節脫位的總論，包括骨關節脫位的定義、病因、病機、分類、臨床表現、併發症

及治療原則。第四章至第十三章按脊柱及四肢的骨關節順序把常見的和易發的脫位、半脫位和錯位的有關解剖、病理、病因、發病機制、症狀體徵、診斷和手法整復加以敘述，並利用大量圖解展示手法復位的過程，以助讀者理解。

本書簡明扼要，是骨科醫師及廣大基層醫務工作者處理骨關節損傷的得力助手和指導資料。掌握了手診及手法整骨後處置骨關節脫位等損傷可以說得心應手，免去了一些不必要的檢查和藥物治療。

在此，我特別要感謝那些從四面八方湧入我小小診室的、信任我的病人。在他們面前，我永遠是個實習生，對他們傲慢和不恭是不對的，他們永遠是我的實習老師和教科書。這本小冊子不過是他們的痛苦及其解脫過程的記錄而已，他們才是本書的眞正締造者。

冀望本書能對骨關節不同程度脫位的診斷、治療有所幫助，應是筆者最大的欣慰。作者已近耄耋之年，來日不多，在醫學上沒有任何建樹可言，僅因多年診治此類病例甚多，在臨床實踐中，總結出一些經驗和教訓，不願帶到骨灰盒裡，僅供讀者參考。由於水準有限，難免有錯誤和不足，希望廣大讀者和同道批評指正。

趙玉學

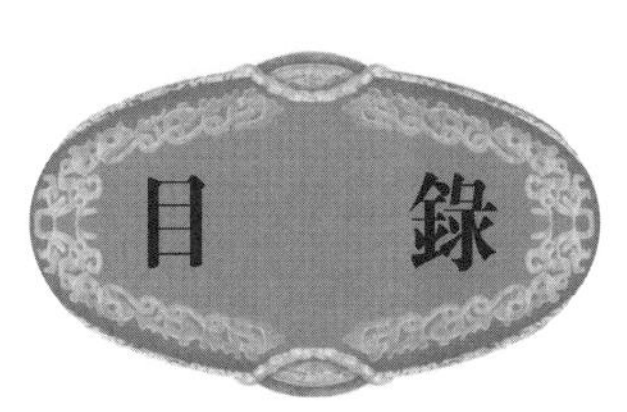
目　錄

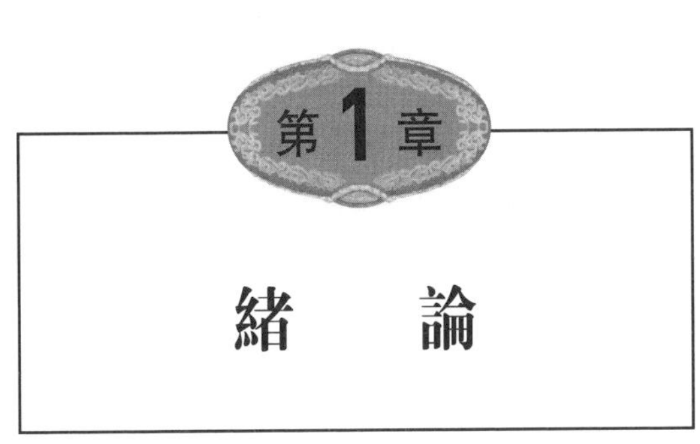

第1章 緒　論

全身諸多骨關節均可發生脫位、半脫位和錯位。這些常見的疾病給患者造成不同程度的傷害和痛苦。此類疾病具有普遍性和多發性。一些病例常常被誤診誤治，使患者忍受長期的或終身的痛苦。

一般來說，明顯的關節脫位，病人和醫生都非常重視，便能獲得及時治療。然而半脫位、微小的關節錯位以及腰背疼痛，卻常常被忽視或誤診誤治。其原因之一是病人對痛苦尚可忍受，還能堅持工作，其二物理檢查體徵不十分明顯，影像學亦無顯著異常改變，常被誤診為風濕關節炎、骨質增生，患者長期服用風濕類藥物或骨質增生藥物來緩解病痛。

透過筆者多年的臨床工作，將在診治這類疾病的過程中經常受到困擾的幾個問題，總結歸納如下。

一、醫師物理診斷的重要性

近年來由於科技的飛速發展和國家經濟的騰飛，醫療

儀器發展很快，特別是影像學診斷儀器層出不窮，如CR、DR、CT、MRI，還有彩超等。作為醫務工作者非常感激這些先進醫療儀器對臨床診斷的重要作用。

但是，因此而忽視醫師物理診察的最基本手段，不但會造成診斷、治療上的低級錯誤，亦給患者帶來巨大經濟浪費。

尤其是骨關節半脫位和錯位，在影像學上無明顯改變，更顯出物理診斷的重要性。

二、對骨關節病診斷的隨意性提點看法

凡是骨關節疼痛的這類疾病，被誤診為風濕關節炎和骨質增生的並非鮮見。診斷為風濕關節炎大多數沒有做過任何物理檢查和化驗室檢查。這種診斷可能受到不正規的傳統醫學影響。

至於骨質增生或骨刺在臨床診斷學上恐怕是不曾有這樣的診斷，可能受影像學所見和診斷的影響。由此而產生出五花八門的抗骨質增生藥物。

筆者在《頸椎病診斷與非手術治療》一書中曾闡述過，骨質增生的骨結構與正常骨無區別，藥物是無法去掉的，況且大部分骨質增生不產生疼痛等症狀，即使出現症狀（如骨關節炎等）也只能手術切除治療。

三、骶髂關節半脫位是下腰痛常見的原因

腰痛是多發病，幾乎每個成年人都不同程度地有所體驗。俗話說「病人腰痛，醫生頭痛」，說明腰痛治療有一

定難度。

筆者認為腰痛原因的複雜性和多樣性，固然是診治困難的因素，更主要的是腰痛沒有得到臨床上應有的重視。腰痛只是病人主訴症狀，而不是診斷，在診斷不清情況下就盲目地、籠統地、無的放矢地治療，大多數難以治癒，即使疼痛減輕了，也難免留下慢性腰痛的病根兒而反覆發作。確診是非常重要的。

在此要講的是除腰部本身病變引起腰痛外，骶髂關節半脫位也是引起腰痛的常見原因，其占門診腰痛就診的1/3以上。

骶髂關節半脫位診斷指標不十分明顯，症狀、體徵不典型，影像學改變不大，給診斷帶來一定困難。常常誤診為腰部勞損、腰椎間盤脫出症，應引起重視。

四、重視脊椎病椎間關節錯位治療

頸椎病、腰椎病和胸椎病等脊椎疾患發病率非常之高，而椎間關節錯位是此類病痛的主要病理改變和重要的臨床體徵。整復其錯位是治療脊椎病的重要手段，使常見的頸肩痛和腰背勞損的治療難題得以迎刃而解。

脊柱本是人體中軸，透過各種軟組織尤其是脊髓及其各種神經內連五臟六腑，外接四肢百骸。脊椎病會引起各組織系統、各學科的相關疾病。當脊椎病得以治癒，其相關疾病即隨之痊癒。

因此，發現脊椎椎間關節錯位並予以矯正，對治療脊椎病及其相關疾病的重要性，從中看到手法診斷（即手

診）的臨床價值。

五、對此類疾患藥物治療的一點意見

經筆者多年觀察可見，骨關節脫位類疾病用藥非常廣泛，藥物種類繁多，不但有口服的，還有外敷的各種膏藥、濕敷的粉劑。用藥治療此類疾患如不做復位，那是文不對題和無的放矢。

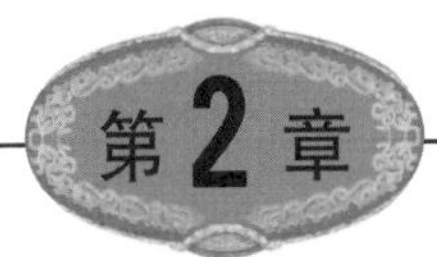

第2章

手法診斷的臨床價值

手法診斷簡稱為手診，是以手的感覺，特別是對疼痛的感知，能分辨出疼痛的部位、範圍、性質、程度等診斷疾病的方法。

第一節　發現手診的過程

早在20世紀60年代作者曾聽到北京有位老醫師透過手的觸摸可以感知病人疼痛之說。當時認為這是不可思議的，或者說是不可能的。

到80年代在臨床上摸爬滾打20多年，經常診查脊柱、四肢疼痛性的疾病，平時筆者診查比較認真，觸診又是骨科檢查最基本也是最重要的查體手段，在經久的觸診過程中，早期偶爾手上對患者的疼痛有所感覺，不過是一種不確切、朦朧的知覺。

經過相當長一段時間，這種感覺愈來愈清晰，後來便有意識地驗證感知疼痛部位、程度、性質的準確性，與患

者的主觀感覺進行交流、對照，對手上不正確、不確切的感覺加以矯正。長年累月地臨床診察，反反覆覆地體驗，手指越發敏感，對疼痛感覺越發清楚，對疼痛的部位、範圍、程度、性質越發準確，尤其在練氣功之後，對疼痛更加敏銳，只要手指接觸到痛點便能明確疼痛的所在，甚至患者還未反應，便可告知，經常能糾正患者所指疼痛部位的不準確性。

這樣亦引起同行及患者的疑惑，不少患者以懷疑的眼光問：「你怎知道我疼痛？」

也有患者不相信，故意考驗檢查的真實性，對手診結果不予應答；一些病人認為很神，其實這（告訴他們）不過是熟能生巧而已。

第二節　手法診斷對骨關節病診斷的重要性

骨科的物理檢查有它的特殊性，每種疾病幾乎都有它特有的檢查方法，這是臨床醫師所共識的。但是，對關節損傷以及關節半脫位、錯位的診斷，以一般的骨科檢查方法，有時顯得無能為力。

作者以手診對這類疾病診斷有獨到之處。手診能查到其疼痛的準確位置、範圍、程度、性質（銳痛、鈍痛、脹痛、酸痛等）給予診斷和治療可靠的依據。

手診在某種意義上只能會意，難以言傳，是一種感受、體會、感知，筆者認為疼痛產生過程是生物電反應。

機體內任何活動都是電荷的運動。

疾病是人體的病理過程，疼痛幾乎是疾病的共同症狀，故亦是電的活動，有如心電、腦電、肌電等一樣，如能捕捉到疼痛電的活動規律，就能感知和分辨疼痛的存在、種類、程度、性質等，這便是手診的功能。

掌握了手診，就如有了診斷某些疾病的一把鑰匙，不但脊柱、四肢的一些疾病可以定位和定性，對能反映到體表的腹痛、頭痛等一些疾病亦可以將其疼痛定位，這樣，給予某些疾病的初步診斷或確診很有幫助。

大多數骨關節損傷，如關節半脫位、錯位毋需常規影像學攝片便可以確診，省去了很多不必要的醫技科室的檢查，既節省了醫療費用，也避免了一些檢查的傷害（如X光輻射）。

疼痛是病人的主觀感受，是對疾病的反應。有時主觀感覺並不與客觀相一致，可能誤導醫師的診斷和治療。

例如頸椎病可出現劇烈頭痛、肩痛、背痛、四肢無力、癱瘓等，有時卻缺乏頸部症狀，因而常常對顱腦、胸椎、腰椎進行各種檢查；也有因頸椎病頭痛、眩暈、肩痛、癱瘓而按血管神經性頭痛、眩暈症、肩周炎、腦血栓等長期治療者。如果能對頸椎進行認真的手法檢查，確診並非困難。這便是手診的魅力。

一般情況下疼痛在某種意義上可以是疾病的同義詞，知道了疼痛部位、性質、程度等，亦就基本明確了該病的診斷。因此顯示了手診在某些骨關節病診斷上的價值。

第三節　疼痛與手診

疼痛是大多數疾病共有的症狀，是人類共有的而個體差異很大的一種不愉快的感覺，是機體受到侵害的威脅信號，是不可缺少的生命保護功能，同時，亦給廣大患者帶來難以忍受的痛苦。

組織損傷刺激「傷害性感受器」最終引起疼痛。但在有些情況下，損傷並不一定導致疼痛；相反，疼痛可在無組織損傷時產生，或在損傷已完全修復後仍有疼痛存在。疼痛變異很大，因人、因地和因時而異。

痛覺是一種令人討厭的（包括性質和程度各不相同的）複合感覺，往往與自主神經活動、運動反射、心理和情緒反應交織在一起，它不是簡單地與軀體的某一變化有關，也不是由神經系統某個單一的傳導束、神經核團和神經遞質的傳遞。

痛覺包括感覺與情感兩個成分。感覺成分具備有其他感覺的共同特點，就是有特殊的感受器和感受器被啟動所需要的適宜刺激，感受器的定位分佈和對刺激強度的鑒別等；痛覺的「情感成分」是與逃避的驅動密切相關，其變異很大。因此可以定義為「疼痛是一種與組織損傷或潛在的損傷相關的不愉快的主觀感覺和情感的體驗」。

每個個體對痛覺的感知是不同的，痛覺的最小感知稱痛閾，對個體來說相對穩定。而不同個體在不同的情況下，對疼痛的耐受性差別很大，能忍耐疼痛最大程度或指對疼痛的躲避閾值稱耐痛閾，它的變異性很大。臨床上不同病人、不同環境對疼痛反應差異非常顯著。

按疼痛的部位、性質、起因和時程可分為生理性痛和病理性痛，也可稱急性痛和慢性痛。淺表痛多由刺激皮膚引起，定位明確，屬刺痛或稱鋭痛、快痛；深部痛源於肌肉、肌腱、骨膜、關節以及內臟，定位模糊，屬灼痛也稱鈍痛、慢痛。手診對這兩種疼痛應有所反應和體驗。

病理性痛分炎症性痛和神經病理性痛。創傷和感染引起（包括損傷性無菌性）炎症，對傷害性刺激敏感性均增強和反應閾值降低的痛覺過敏及非痛刺激引起觸誘發痛，在損傷區域有自發痛。另一類痛覺是由於創傷、感染或代謝病引起神經損傷造成自發痛，如腰椎間盤突出神經根受壓的坐骨神經痛、三叉神經痛、帶狀疱疹引起的自發痛、灼熱痛覺過敏和觸誘發痛。

脊髓背根節細胞為感覺傳入第一級神經元，其發出的軸突分兩支，一支為外周神經軸突，伸入外周組織，即傷害性感受器，接受感覺資訊；另一支為中樞軸突，將外周傳入訊息經初級感覺神經元的A_δ和C纖維換成神經衝動進入背根或三叉神經節（在正常生理條件下A_β纖維不對傷害性刺激反應，亦不引起疼痛）。

經傳遞傷害性訊息的脊髓上行傳導束（脊髓丘腦束、脊髓網狀束、脊髓中腦束、脊髓頸束、脊髓下丘腦束、脊髓旁臂杏仁束、脊髓旁臂下丘腦束等），達到丘腦不同核團，丘腦神經元放電頻率和時程與刺激強度變化成正相關，能定量反映外界刺激，這些神經元將外周刺激部位、

範圍、強度和時間等屬性進行編碼，再傳遞到大腦皮層，司痛覺分辨功能，便產生痛覺。

參與信號傳導、傳遞、調製和疼痛感知的4個生理過程構成痛覺訊息傳遞和調製的神經通道，是組織細胞和神經纖維去極化的過程，同時也是神經介質（如緩激肽、P物質、5-羥色胺、組織胺、乙醯膽鹼、ATP等）化學轉能過程。因此可以說從組織受到傷害性刺激到疼痛產生，在神經系統發生一系列複雜電學的和化學的變化。這便為手診的可行性奠定了理論與實踐基礎。

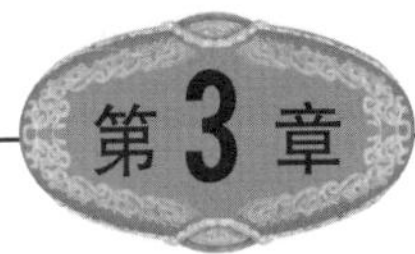

第3章 骨關節脫位的概述

第一節　骨關節概念

兩骨間接相連的結構形式稱為骨關節，是機體活動的樞紐。

每個關節由關節面、關節囊和關節腔組成。關節面覆蓋有透明軟骨和纖維軟骨，而不直接接觸；關節囊內為滑膜層，分泌滑液，潤滑和營養關節，減少運動摩擦；外層為彈性纖維層，既有連接兩骨作用又有穩定關節功能，關節囊內兩骨端的間隙稱關節腔，有利於關節活動。

骨關節從活動上分為可動關節和固定關節；從其運動形式上可分為球窩關節、屈戍關節、杵臼關節、滑車關節、車軸關節、平面關節、鞍狀關節和幾個關節共處一個關節囊的複合關節等。

關節兩端骨骼及附著在關節囊上的韌帶、肌肉、肌腱是維持關節穩定與平衡的主要因素。

第二節　骨關節脫位概論

一、骨關節脫位定義

當暴力或其他應力超過維護關節平衡和穩定因素力度時，關節的骨端損壞其結構，使關節失去正常相應關係。凡是因為損傷造成骨端脫離關節正常位置，並出現關節功能障礙均稱骨關節脫位。

二、骨關節脫位病因和發病機制

（1）**暴力是骨關節脫位的主要原因**。力度的大小、作用的方向、作用點以及是直接暴力，還是間接（傳導、槓桿、旋轉）暴力的不同，破壞骨關節穩定與平衡的程度、形式亦不同。例如，暴力過大可造成完全脫位、開放性脫位，甚至合併骨折、神經、血管損傷的複雜性脫位；暴力不大時可能發生半脫位，如果力度很小關節只有微小移位，為錯位。例如，直接暴力造成肩關節脫位，是前脫還是後脫，要看暴力來自的方向，後方暴力前脫位，前方暴力後脫位。外力從後面作用在尺骨鷹嘴突，肘關節可前脫位；如果外力從前臂傳導至伸直位肘關節時，可能發生肘關節後脫位。

（2）**關節脫位與患者的性別、年齡、體質、職業都有關係**。外傷脫位少見於兒童與老年人，而多發於青壯年，原因是青壯年活動多，遭受暴力的機會也多；兒童關

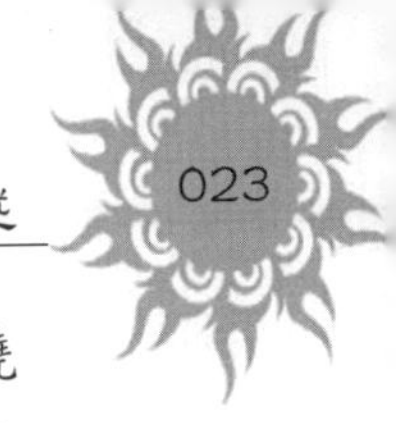

節軟骨彈性好，有潛在的緩衝力，不易發生關節脫位（橈骨頭半脫位常發生於兒童是例外）；老年人活動少，遭受暴力機率少，又由於其骨質脫鈣、疏鬆、脆性大，受外力作用時往往發生骨折而不是脫位。

男性較女性發生率高。腦力勞動者較體力勞動者少。體質強壯、肌肉發達比體弱者發生率少。長期臥床久病不起，如癱瘓者，由於肌無力，常見肩關節脫位。化膿性關節炎、骨關節結核、脊髓灰質炎後遺症、先天性髖關節發育不全等發生病理性脫位。

（3）**肢體的姿勢對脫位影響很大**。當暴力襲來時，關節處的屈曲位或是伸直位，還是過伸位；是旋前位，還是旋後位；是內翻位還是外翻位，有時決定脫位能否發生以及脫位程度、脫位類型。例如肘關節在跌倒時，當時伸直位前臂旋後，手掌撐地，鷹嘴突向後，尺骨滑車衝出鷹嘴窩，尺骨喙突和橈骨頭滑向肘關節後方，為肘關節後脫位；如果肘關節處於屈曲位，肘尖著地撲倒，尺骨鷹嘴被推向肱骨下端前方，形成肘關節前脫位。

髖關節屈曲、內收、內旋位，遭到間接暴力作用時，股骨頭由關節囊後下方脫出，為後脫位；而髖關節極度外展、外旋時，股骨頭受槓桿應力作用下，從關節囊前下方突破，形成前脫位。踝關節背屈位不易脫位，而蹠屈時很容易脫位。踝關節內翻時外踝錯位，而外翻時內踝錯位。

（4）**骨關節結構與脫位有密切關係**。不同類型關節發生脫位機率是不同的。杵臼形髖關節不易脫位，而頭大窩小的肩關節脫位占全身關節脫位的半數。骶髂關節雖為微動關節，發生半脫位機率高，復發率亦高，與其所處位置有關。常見的踝關節扭傷，特別是外踝扭傷很多見，其實就是踝關節半脫位，原因是其可處負荷全身體重的地位和運動頻率大有關。屈戍關節對抗側方應力能力較強，不易出現側方脫位。

（5）**關節囊緊張與鬆弛，有無韌帶、肌肉和肌腱加固，對關節穩定和平衡起重要作用**。如肘關節和膝關節周圍有強大肌群和肌腱保護，同時有諸多韌帶加固關節囊不易脫位。原本膝關節脛骨平臺幾乎呈水平面，股骨內外髁關節面又向下向後，從骨性結構看是個不穩定關節，但有強大股四頭肌和眾多屈肌、肌腱、滑囊以及半月板、交叉韌帶等裝置，使膝關節很穩定。

掌指關節和指間關節，運動頻率很高，受創機率多，但是關節由側副韌帶，掌板以及骨間肌、蚓狀肌、屈指深淺肌、伸指深淺肌等的保護，發生脫位率並不高。

前面述及肩關節易脫位的基本原因是關節盂僅容肱骨頭的1/4～1/3，另外其關節囊甚是鬆弛，其面積是肱骨頭的2倍，另外其前下方沒有強大肌肉、肌腱保護，僅有盂肱韌帶很薄弱，所以肩肱關節前脫位最為多見。

三、骨關節脫位分類

（一）按脫位病因分類

1. 外傷性脫位

正常骨關節遭到暴力打擊引起脫位臨床上最為多見。

2. 習慣性脫位

一個關節反覆多次脫位，稱為習慣性脫位。首次脫位也多由暴力引起，可能關節囊破裂未能修復，或造成關節囊鬆弛等原因，其後，輕微外力或自行關節活動，即能發生脫位，一般症狀不明顯，復位不難，再脫位亦易。如習慣性肩關節脫位和髕骨外脫位。

3. 病理性脫位

關節結構被病變破壞而產生脫位。某些關節疾病，如化膿性關節炎、關節結核、骨髓炎、腫瘤等，破壞關節骨端，關節囊鬆弛，關節穩定性遭到破壞，輕微活動即可發生關節脫位或半脫位。

4. 先天性脫位

胚胎期因某種原因引起胎質缺陷，一些骨關節發育不良或出生時因某些因素而生後即脫位者。先天髖關節脫位最為多見，其表現為關節囊鬆弛、伸長，甚是啞鈴形，股骨頭骨骺發育遲緩，內前方變扁，逐漸呈圓錐形，髖臼淺呈三角形，尖朝上後方，底向下前方，與股骨頭不相稱。先天髕骨脫位，因股四頭肌攣縮使膝過伸畸形，交叉韌帶發育不良或缺如，股四頭肌延伸部分纖維變性，多在內側，因此髕骨多外側移位。

(二)按脫位方向分類

脊柱脫位以近側椎體移位方向為準，四肢脫位由遠端移位方向而定，分為前脫位、後脫位、上脫位、下脫位以及中心脫位等，如腰椎4—5滑脫，稱腰4前滑脫，或後脫

位。肩關節脫位時，肱骨頭移位於鎖骨下為前脫位；位肩胛岡下，為後脫位；位關節盂下，為盂下脫位；穿過肋骨為胸腔內脫位。

髖關節脫位，股骨頭停留髖臼後方，稱後脫位；股骨頭停留在髖臼前方稱前脫位；若強大暴力，股骨頭衝破髖臼底，致其骨折，衝入盆腔，稱中心型脫位。

（三）按脫位程度分類

1. 完全脫位

關節兩骨端關節面，完全脫離，互不接觸，稱完全脫位。

2. 半脫位

組成關節的兩骨端關節面部分脫離，餘者應互相接觸，稱半脫位。

3. 錯 位

創傷很小，僅使關節微小移位或紊亂，稱錯位。

4. 單純脫位

無骨折和周圍軟組織明顯損傷。

5. 複雜性脫位

脫位合併骨折，或血管、神經、肌肉、肌腱和內臟損傷者。

（四）開放性脫位與閉合性脫位

以脫位關節創口是否與外界相通而定，與外界相通稱開放性脫位，不與外界相通稱閉合性脫位。

(五)按脫位時間分

一般來說脫位在2～3週以內者，為新鮮脫位；在2～3週以上者，稱陳舊性脫位。

四、骨關節脫位臨床表現與診斷

1. 疼痛

脫位的關節局部有不同程度的疼痛，有時疼痛位置不十分明確，活動時加重。如合併骨折疼痛更明顯。

2. 腫脹

單純脫位，一般腫脹並不明顯，較局限，合併骨折或有血管、肌肉損傷時腫脹明顯，範圍擴散較大，皮下瘀血，張力水疱。

3. 功能障礙

脫位後，關節功能完全喪失或部分喪失，包括主動運動和被動運動以及協同運動均受影響，可能出現異常活動。有些關節功能障礙不明顯，易誤診，如肘關節的上橈尺關節脫位、肱尺關節錯位時功能稍有受限，易被忽視或誤診。

4. 壓痛

骨關節脫位壓痛點不明顯，面積稍大，不如骨折那樣局限。骶髂關節半脫位，除關節線上壓痛外，髂脊上脊均有壓痛。第一掌腕關節脫位，往往骨間背側肌和拇長、短伸肌腱壓痛。

5. 關節畸形

骨端脫離原位，關節骨性標誌正常關係與肢體軸線破

壞，關節囊空虛與健側不對稱等畸形改變。如肩肱關節前脫位，呈方肩，肩峰下空虛，鎖骨下可觸到肱骨頭；後脫位時，在肩胛岡下摸到隆起的肱骨頭。

肱尺後脫位，呈靴樣畸形，前臂變短；前脫位時，肘關節過伸畸形，前臂變長。

髖關節後脫位時，下肢屈曲、內收、內旋短縮畸形，臀部可觸到隆起的股骨頭；前脫位時，下肢外展、外旋，延長畸形。

6. 彈性固定

脫位關節的周圍，未損傷的肌肉收縮痙攣，使脫位骨端固定在異常位置上，若使脫位關節活動時，受到彈性阻力，當外力解除後，脫位的骨端又回復到異常位置。

7. 無明顯症狀

一些輕微骨關節錯位，患者主觀感覺不甚明顯，可能有不適，活動時輕微疼痛，關節功能基本正常，指不出疼痛具體的位置，如檢查不細，X光片報告又無異常所見，常被忽視和誤診。發揮手診作用，可以找到病痛點和錯位關節。

8. 影像學表現及診斷價值

X光片適當的方位攝影，可以明確骨關節脫位的存在與否、脫位程度、脫位方位，同時可以發現有無合併骨折以及骨關節其他病理改變。術前對復位有指導作用，術後有助於判斷複位與否以及復位是否完全，有無骨折片嵌夾在關節內。

對於複雜脫位，可考慮做CT（電腦斷層掃描）或MRI

（磁振造影），確認軟組織損傷，如關節囊破裂、肌肉、肌腱斷裂等。明確陳舊脫位關節腔內有無積血、血腫機化、骨化性肌炎，以助決定手法復位，還是手術復位。

五、脫位併發症

造成骨關節脫位的同時也損傷關節周圍軟組織，移位元的骨端衝撞、擠壓使鄰近的神經、血管、肌肉、肌腱等組織撕裂、斷裂、破裂等副損傷。2～3週以後因血腫機化、骨化、缺血、粘連等形成晚期併發症。

1. 早期併發症

（1）**骨折是骨關節脫位常見的併發症**　由於暴力直接衝擊或脫位骨端撞擊，同時發生骨折。如肩關節脫位，肱骨大結節撕脫骨折，肘關節後脫位，冠突骨折，前脫位時，尺骨鷹嘴突骨折，踝關節脫位內、外踝骨折等均為常見。多數骨折片不大，與脫位復位的同時隨之復位，但應注意骨折片復位不良和嵌夾關節內。

（2）**韌帶、肌肉、肌腱撕裂和斷裂**　關節周圍均有韌帶、肌肉、肌腱加強和保護，當暴力（直接）與骨端移位衝出關節囊的同時，關節周圍的韌帶、肌肉、肌腱可能撕裂或斷裂。韌帶拉伸抗力較強，但扭曲容易斷裂；肌肉伸縮張力較好，完全斷裂機會很少，一般撕裂傷可自行恢復，肌肉、肌腱完全斷裂因收縮而不能自行癒合，需手術修復。如膝關節脫位側副韌帶、交叉韌帶斷裂，踝關節脫位側副韌帶撕裂比較常見。

（3）**神經損傷**　暴力（直接）和因暴力造成的脫位

骨端牽拉或／和壓迫神經幹，造成神經損傷，多為挫傷，極少斷裂。多數自行恢復，如3個月神經功能未恢復，應手術探查。

例如肩肱關節脫位，腋神經損傷；髖關節後脫位，坐骨神經損傷；腰椎滑脫，馬尾神經損傷；月骨脫位正中神經受壓等神經損傷並不鮮見。

（4）**血管損傷**　關節脫位的骨端擠壓、牽拉周圍較大血管，多數挫傷、撕裂傷，造成血運受阻、出血、血腫。如肩肱關節脫位合併腋動脈損傷；膝關節後脫位動脈損傷；肘關節後脫位，肱動脈損傷。

多數損傷隨脫位復位而逐漸修復，如較大血管破裂，應急診手術修復，吻合或結紮。

（5）**術後感染**　因為開放脫位未做清創處理，或清創不徹底所致。凡是關節腔與外界相通，不論創口大小，不宜先做復位，必須徹底清創，不要存在僥倖心理，而且有條件應做細菌培養或抗生素敏感試驗，做抗菌治療。

暴露的關節面嚴加保護，嚴密縫合關節囊，封閉關節腔，勿放引流條。

2. 晚期併發症

骨關節脫位2～3週尚未復位，脫位關節因軟組織損傷，而出現一系列改變。

（1）**關節僵硬**　脫位關節內外血腫機化，關節囊內滑膜反折粘連，周圍韌帶、肌肉、肌腱攣縮、粘連，關節變得僵硬。

（2）**骨化性肌炎**　脫位損傷關節附近的骨膜與血腫

相連，隨之血腫機化和骨樣組織形成，發生骨化性肌炎。復位後康復階段被動反覆牽拉也可發生骨化性肌炎。最常見於肘關節，其次是膝關節和肩關節。

（3）**骨缺血性壞死**　暴力造成關節脫位，同時使關節內、外的韌帶損傷、撕裂，其中血管受到損傷，以致骨的血運遭到破壞，脫位骨端因缺血而壞死。最多見髖關節脫位的股骨頭壞死，腕舟骨、月骨脫位後壞死以及踝關節脫位距骨壞死等。

（4）**創傷性關節炎**　脫位骨端關節面軟骨受創而損傷，或復位不當關節面擦傷，或復位不全，關節面互相摩擦，隨之骨質增生，骨刺形成，活動引起疼痛，造成不可逆的骨性關節炎。膝關節和踝關節最為多見。

六、骨關節脫位的治療

骨關節脫位的治療目的是恢復脫位關節的正常解剖關係及功能。根據脫位的原因、類型的不同，確定治療方案。一般包括麻醉、整復（手法整復與手術整復）、術後固定、功能鍛鍊等。

1. 術前麻醉

為了順利完成整復目的，減輕病人痛苦，需對有關神經和痙攣肌肉進行麻醉。根據脫位關節的不同、病人狀況的不同（年齡、性別、病情）、復位方法的不同，可採用局部麻醉、神經阻滯麻醉、硬膜外麻醉、腰椎麻醉以及全身麻醉。對一些輕微錯位、半脫位（如小兒橈骨頭半脫位）毋需麻醉整復。

2. 手法整復

據脫位的方向、脫位程度，採用不同的手法復位。不論哪種方法，術者應熟悉脫位關節的解剖、發病機理和病情，準確掌握復位手法，動作要輕巧、準確，與助手配合要協調，爭取一次復位成功，避免暴力，以防次生損傷。手法重定規則如下：

（1）**欲合先離**　骨關節脫位後，因肌肉收縮，兩骨端關節面在不同平面上重疊，要復位必須由對抗牽引或持續牽引，拉開重疊的兩骨端，給復位創造條件。

（2）**欲正先反**　手法復位常有要屈曲方能復位，反而要先伸直；有的旋後才能復位，但需先旋前；有的向下復位先上而後下，這樣，加大移位距離，緩解肌肉收縮，鬆弛關節囊，更有利於復位。一般復位的先反動作較小，移位也少，然後瞬間復正。

如肘關節後脫位，先使肘關節伸直，待兩骨端相吻合時，馬上屈曲即復位。下橈尺關節脫位，先使前臂旋前，隨即大角度旋後。第一掌骨背側脫位，第一掌骨底向上，復位時首先使掌骨底向上，瞬即向下即復位。

（3）**原路返還**　根據關節脫位發病機制，讓脫位的骨端沿著損傷時路線原路返回關節囊內，恢復原位。

（4）**槓桿作用**　利用槓桿原理，用較小的應力，通過牽伸、屈曲、按壓、提拉等手法使脫位關節恢復正常。

（5）**關節錯位的治療特點**　因為症狀體徵不明顯，X光片檢查多無異常發現。只有以手診方能查清錯位的部位、方向、程度。復位手法更要輕巧，一般無肌肉痙攣，

無需麻醉，便可整復。

（6）**陳舊性關節脫位手法選擇**　3個月以內、青壯年、單純性脫位、關節面完整、不合併骨折、無骨質疏鬆、無骨化性肌炎、關節有一定活動能力者，可試行手法復位。

（7）**合併骨折脫位**　先復位脫位，後整復骨折。

3. 手術治療適應證

（1）複雜脫位伴有肌腱、韌帶斷裂，神經、血管撕裂、破裂者。

（2）骨折片嵌入關節腔內無法解脫時。

（3）多次手法復位失敗者。

（4）開放性脫位，需要手術清創者。

（5）陳舊性脫位，肌肉攣縮，關節內外血腫機化、關節腔粘連、出現晚期併發症者。

4. 術後固定

是骨關節脫位整復後鞏固療效、恢復創傷的重要措施。預防脫位復發、防止習慣性脫位和骨化性肌炎發生。

（1）**固定器材**　三角巾、牽引帶、膠布、繃帶、托板、石膏等。

（2）**固定體位**　多採用肢體功能位，或者是關節穩定體位。

（3）**固定時間**　關節脫位固定時間不宜過長，短者1～2週，長者2～3週。以防關節粘連、關節僵硬、功能障礙。

5. 術後功能鍛鍊

骨關節脫位整復後功能鍛鍊是恢復關節功能的重要手段，關節復位後自始至終不能間斷，需持之以恆。功能鍛鍊可促進創傷部位血液循環，加快受傷組織修復，預防關節粘連、肌肉萎縮、骨質脫鈣疏鬆及關節僵硬等發生，儘早恢復脫位關節的正常功能。

功能鍛鍊應按規律進行：

（1）由肌肉舒縮逐漸過渡到關節活動。

（2）由鄰近健康關節開始，再逐步到損傷關節。

（3）由單一關節活動到多個關節聯合運動。

（4）關節活動範圍由小到大，循序漸進，勿操之過急。

（5）堅持主動練習，避免粗暴的被動牽拉，防止發生骨化性肌炎。

（6）解除關節固定後，可以配合推拿按摩（自行按摩），必要時配合適當的藥物和物理療法，如遠紅外線、蠟療、水療、音頻電療、超短波治療等。

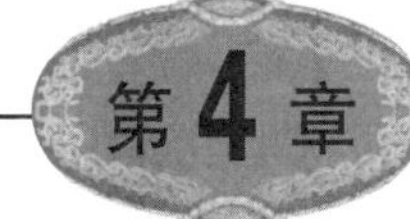

第4章

顳下頜關節脫位、錯位

第一節　顳下頜關節脫位

顳下頜關節是由顳骨的下頜窩和關節結節與下頜骨的髁突構成，左右下頜關節同時運動，是典型的聯合關節。兩關節面間有纖維軟骨盤（關節盤），將關節分隔成上下兩腔，上腔稱關節盤顳關節，為滑動關節，下腔稱關節盤髁突關節，為鉸鏈式關節（圖4-1-1）。

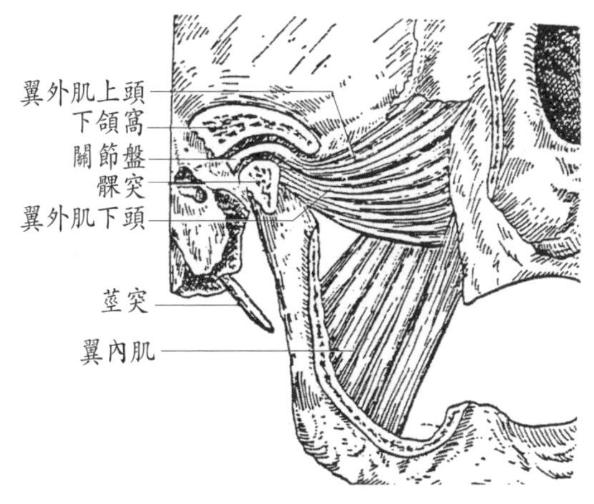

圖 4-1-1　顳下頜關節

關節盤質地堅韌、抗壓，又有摩擦力，既能承受和緩衝咀嚼時對關節擠搓，還能調節關節窩、關節結節和髁突間的解剖形態差異，有利於下頜骨的運動，使顳下頜關節既靈活又穩定。

關節結節橫於下頜窩前方，其後斜面是下頜窩的前壁。由於傾斜度差異很大，這個傾斜度與髁突運動咬合、牙尖斜度等密切相關，此處經常發生損傷性關節病。

關節囊薄弱而鬆弛，尤以前壁為甚，關節內外側有諸多韌帶穩定和限制下頜關節運動，多個肌肉參與下頜關節運動。顳下頜關節向來都認為是鉸鏈狀——滑動關節，近來有人認為關節上腔也是鉸鏈式運動。下頜骨運動有下降（降頜）、上升（提頜）、前伸、後縮和左右磨動，適應於咀嚼、語言、吞咽和表情功能。

一、病因與發病機制

當肌肉異常活動，如收縮過分、用力過大，甚至緊張痙攣，均造成髁突錯位、脫位（俗稱吊下巴）。

臨床將脫位按時間分為新鮮脫位、陳舊脫位和習慣性脫位；又分為單側脫位和雙側脫位；按下頜骨的髁突脫出方向分前脫位和後脫位。臨床上常見前脫位、單側脫位和雙側脫位。

二、臨床表現與診斷

（1）張口過大，如大笑、打呵欠和張口治牙史；咬啃較大硬物，如咬核桃；下頜骨或面頰遭到外來暴力打擊，如拳擊，均可使髁突和關節盤滑到關節結節之前，發生顳下頜關節前脫位。

（2）脫位後口呈半張，不能自動開合，語言不清，吞咽困難，口涎外溢。

（3）單側脫位口角歪斜，下頜前突偏於健側，患側耳屏前方可觸及凹陷。

（4）雙側脫位下頜骨下垂，頦部突向正前方，上下齒列不能咬合，下齒列突於上齒之前，由於雙側咬肌痙攣隆起，而面頰扁平，顴弓下可能觸及髁突，顳骨窩空虛而凹陷。

三、手法復位

1. 口腔內復位雙側脫位

患者坐矮凳上，頭身依臨牆壁上，肌肉放鬆，大張口，術者立於患者面前，雙手拇指包裹數層無菌紗布（防止口腔污染和被患者咬傷），伸入患者口腔，指尖壓在下頜臼齒咬合面上，餘4指置兩側下頜骨下緣，先上下搖晃下頜數遍，以鬆弛緊張的肌肉，然後下壓臼齒，再將下頜骨向上、向後推，當聽到髁突復位聲，雙拇指迅速滑入齒外側頰部（以防咬傷）（圖4-1-2）。

單側脫位方法與雙側脫位方法基本相同。術者置健側手只起固定作用，患側行復位動作。

2. 口腔外復位法

體位與口腔內復位法相同，術者雙手拇指分別置於兩側下頜角，餘4指拖下頜體，首先雙拇指壓下頜骨，用力

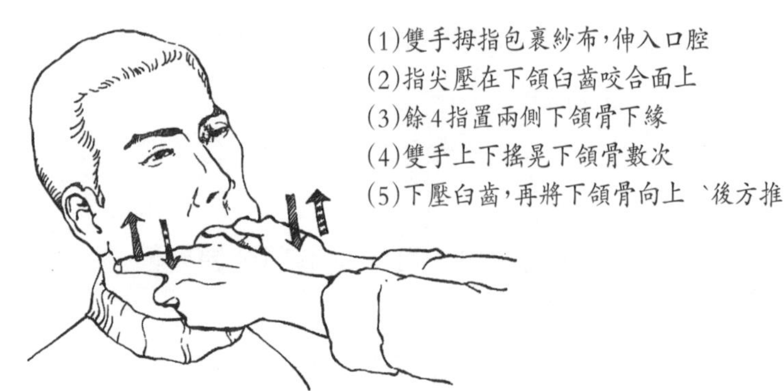

圖4-1-2　雙側顳下頜關節脫位口腔內復位

由輕到重，當下頜骨有滑動時，餘4指協調向後上方推送，髁突滑入下頜關節窩內，常伴有入臼響聲，復位成功。

3. 軟木墊重定法

在局部麻醉下，將高1.0～1.5cm軟木墊置於兩側最後臼齒咬合面上。術者一手扶枕部，一手托頦部向上端抬，以軟木墊為支點，以上提之手為力點，以下頜骨為力臂，透過槓桿作用，將髁突向下牽拉而滑入下頜關節窩，取出軟木墊。此法適用於陳舊性脫位。

四、術後固定

復位成功後，維持閉口位，用四頭帶兜住下頜部，四頭分別在頭頂上打結，固定1～2週。習慣性脫位固定1～2個月。布帶保持向上拉力，但不宜過緊，允許張口1cm左右，固定期間不宜用力張口，吃軟食，1個月內避免咀嚼硬食物。

固定期間，經常做原位咬合鍛鍊，增強咀嚼肌肌力，同時自行按摩咬肌。

第二節　顳下頜關節錯位

一、病因與發病機制

因用一側猛咬硬物或打哈欠，兩側下頜骨張開程度不一致，一側的翼外肌收縮力大於對側，當其鬆弛時，髁突和關節盤沒有回到原位，仍在關節結節處，兩側下頜骨張合運動不協調、不均衡，而造成顳下頜關節錯位。

二、臨床表現與診斷

因咀咬硬物或打呵欠而使口張合不利，顳頜關節處隱痛不適，咀嚼無力，張大嘴時出現疼痛，顳下頜關節一側間隙較對側略大，髁突略突出，口腔科常診斷顳下頜關節功能紊亂症。

三、手法復位

患者坐於矮凳，助手在其後固定頭部，術者以雙手拇指壓在下頜角上，餘4指托下頜骨體，待肌肉鬆弛後，術者雙手做上、下、左、右錯動下頜骨數次，上提增寬側的關節下頜骨，壓下對側下頜骨，頓挫一下即復位（圖4–2–1）。

復位後禁咬硬物1週，待關節囊修復後，可正常咀嚼。

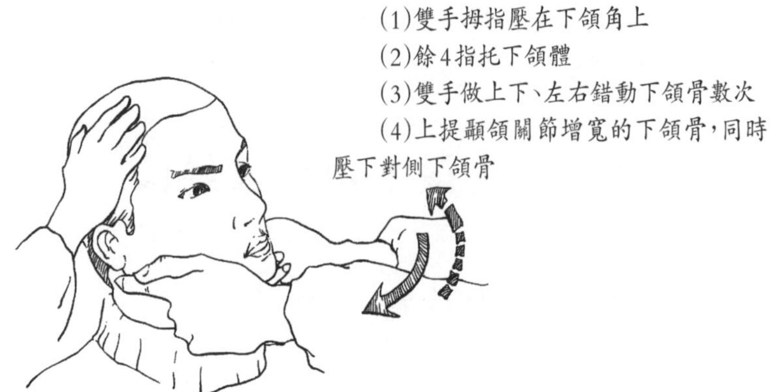

圖4-2-1　顳下頜關節錯位口腔外復位

四、討　論

（1）翼外肌收縮與鬆弛，使下頜關節上下運動，便是開口和閉口的過程。張口時由於翼外肌收縮，下頜骨髁突與關節盤向前移到關節結節，下頜骨髁突沿額狀軸做屈戍運動；閉口時翼外肌鬆弛，下頜骨髁突和關節盤回到下頜窩，翼外肌收縮、鬆弛——口張合——下頜骨髁突在關節結節前後移動，是連續的協調的運動。咬肌和顳肌在解剖上與顳下頜關節有密切關係。當肌肉有異常活動，如收縮過分，用力過大，甚至緊張痙攣時均影響關節。當咀嚼肌功能失調或肌群負荷過大，顳下頜關節便發生功能紊亂或錯位。

（2）復位時需張大口，向下拉下頜骨，使下頜骨髁突移向關節結節，下頜骨關節處不穩定狀態，有利於關節的活動，給復位創造條件，然後向上向後推下頜骨即可將下頜骨髁突送入下頜窩。

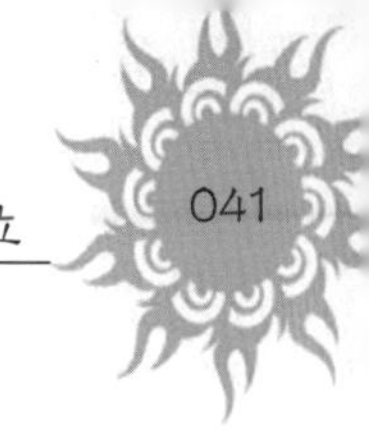

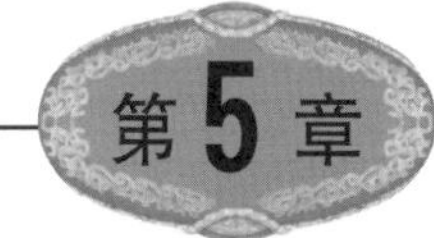

頸椎關節半脫位、錯位

脊柱是直立的人類機體的支柱，俗話稱脊樑，支撐著全身的重量。脊椎骨結構複雜，關節多，負荷大，損傷的機會亦多，容易發生脫位、半脫位和錯位，特別是關節突關節錯位更為多發。

頸椎椎體最小，支持著重量比其大幾十倍的頭顱，由於五官生理功能的需要，頸椎運動靈活，活動頻繁多向。頸椎關節突關節面的方位幾乎呈水平，較胸椎的額狀位和腰椎矢狀位的穩定度均差。當受外力傷害和發生退行性改變時，間盤突出椎間隙變窄，關節囊鬆弛，很容易發生椎間關節滑動而錯位。

第一節　環枕關節錯位

環枕關節是由環椎兩側塊上關節凹與枕骨髁構成，屬於橢圓狀單純滑膜關節，又是左右兩個聯合關節。關節囊鬆弛，但有三條韌帶（前有環枕前膜，後有環枕後膜、外有環枕外側韌帶）加固。環椎後弓的椎動脈溝，有椎動脈

和枕下神經通過。

一、病因與發病機制

環枕關節是兩個相互垂直的運動軸，可沿額狀軸做頭的屈伸運動（點頭）。頭過伸、過屈受到關節囊及其韌帶限制。當頭部受到外力作用時，可發生環枕關節脫位或錯位。

二、臨床表現與診斷

環枕關節脫位臨床很少見到，大部分在傷後即危及生命，只有輕微錯位者可就診。主訴頭枕部疼痛，沿枕大神經和枕小神經向頭頂部放散。枕下及頸上肌緊張、壓痛，以乳突尖壓痛為明顯。如有椎動脈受壓，出現眩暈、耳鳴、頭部屈伸活動明顯受限，影像學無明顯改變。

三、治　療

復位前可做熱療或輕度按摩，緩解肌痙攣。

1. 枕頦牽引

頭帶分前後兩葉，前葉托下頦，後葉固定在枕部，兩葉相連。頭頸前傾15°，牽重根據病人體重、體質、性別、年齡和損傷程度而定。一般成年人在3～5kg，每次20～30分鐘。如果一次沒有治癒，可以重複治療，牽重可以根據情況增減。

2. 手法復位

患者俯臥床上，頭頸伸出床沿，術者坐於其頭頂前，屈曲前臂，雙手夾住患者頜部兩側，十指交叉於枕後，做牽引態。助手雙手把住患者頸部，做反牽引。術者同時將患者頭部輕微屈伸，當有移動感覺，患者同時感到症狀明顯減輕或消失，即已復位（圖5- 1-1）。

(1)患者俯臥床上，頭頸伸出床沿。

(2)術者坐於其頭頂側，前臂屈曲，雙手夾持患者頜部兩側，十指交叉於枕後。

(3)助手握住頸部，與術者輕輕牽引。

(4)術者將患者頭部輕微屈伸，當有移動感時即復位。

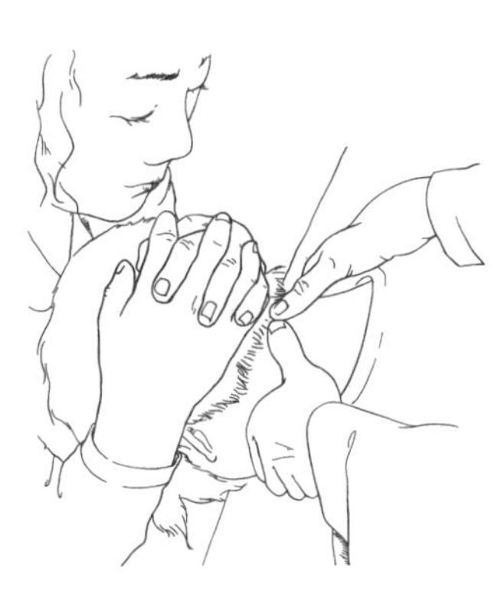

圖5–1–1　環枕關節錯位床上復位

3. 復位注意事項

（1）環枕關節以前屈後伸為主要動作，不能旋轉，復位時亦只能是屈伸而避免旋轉，如此方能復位。脊髓與延髓交界是生命中樞所在，應避免脊髓、延髓損傷。

（2）復位動作不能過大，要輕柔，以免發生意外。

第二節　寰樞關節半脫位

寰樞關節包括左右寰樞外側關節，環齒前、後關節等組成。其外側關節是由環椎下關節突關節面與樞椎上關節突關節面構成。環齒前關節是由齒突前關節面與環椎齒突關節面構成，關節囊鬆弛而薄弱。環齒後關節是由齒突後關節面與環椎橫韌帶構成。橫韌帶中部有纖維軟骨構成略

圓形關節面，與齒突後關節面對應。關節囊薄而鬆弛。

環椎椎孔被橫韌帶分隔成前小、後大兩部分。前部有齒突，後部容納脊髓。寰樞十字韌帶加固了橫韌帶，使齒突局限在椎孔前部，防止後移損傷脊髓。環椎關節雖然由4個獨立關節構成，但它只有一個通過齒突尖的垂直軸的運動，即環椎和頭顱左右40°旋轉（搖頭）。正常頭屈曲位時寰樞關節間隙一般為2～2.5mm，齒突與環椎後弓間距為19～20mm以上（圖5-2-1）。

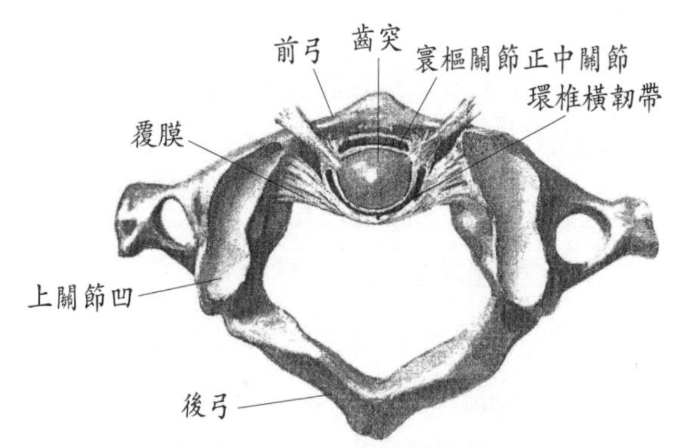

圖5-2-1(1)　寰樞關節(上面觀)

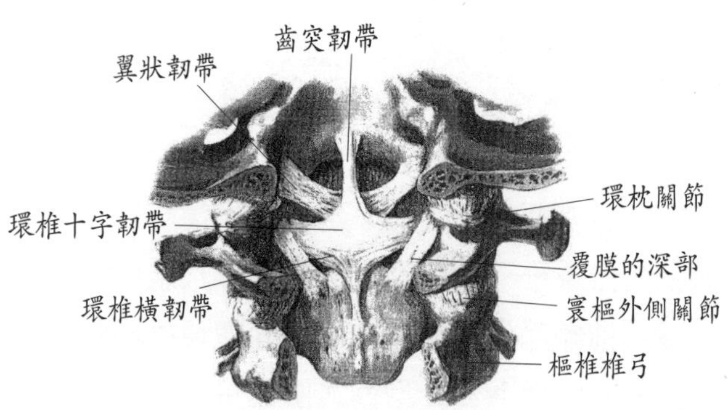

圖5-2-1(2)　寰樞關節與環枕關節(後面觀)

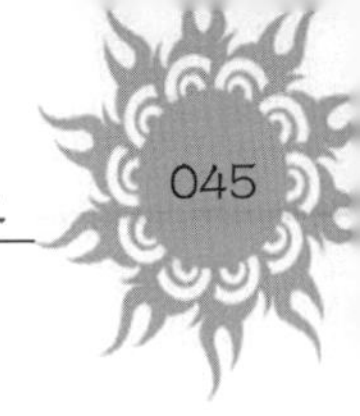

一、病因與發病機制

頭頸部受外力打擊，或不正常超限度的活動，均可使樞椎齒突移位於環椎中非正常位置，兩個外側關節亦發生移位，這種涉及寰樞關節4個部分位置改變，稱寰樞關節半脫位。其移位方向可向前、後、左、右及旋轉。如果是輕微移位，很難分辨移位方向，但復位方法相同，故一併矯正之。

二、臨床表現與診斷

患者自述受傷後頭枕及頸項部疼痛，放射頭頂及顳部，有時伴有偏頭痛、頭暈、目眩，頸部肌痙攣而僵硬，樞椎一側關節突凸起壓痛，頭部旋轉一側或雙側明顯受限，達不到30°～40°，頭頸傾斜。陳舊性脫位，因一側胸鎖乳突肌痙攣而斜頸。X光正位開口片顯示齒突中軸線偏離環椎軸線一側，環椎外側關節面間隙不平行，兩側不等寬。X光側位片上顯示環齒關節間隙，成人超過3mm（正常人1～2mm），兒童超過4mm（正常人2～3mm），可診斷寰樞關節脫位。若關節間隙大於6mm，表示橫韌帶已斷裂，脊髓受壓，引起嚴重後果，應給予手術治療。如果錯位程度輕微，影像學改變不明顯，也必須予以治療。

三、治療方法

1. 枕頦牽引

寰樞關節脫位牽引時，頭頸應置垂直位，以免環椎前

移，齒突向後壓迫脊髓。牽重應同環枕錯位。每次牽20～30分鐘，以坐姿為好，時間1～3週。

2. 手法復位

（1）**坐位旋轉復位法：**患者坐位，術者立於其身後，一手拇指頂於樞椎突出的關節突關節上，另一隻手掌托住對側頷面部，頸椎置於不伸不屈中立位，輕緩上提頭部，當頸部輕鬆無抵抗時，做頭頸小角度旋轉，如拇指下有移動感或「咔」響聲時，說明已復位（圖5-2-2）。

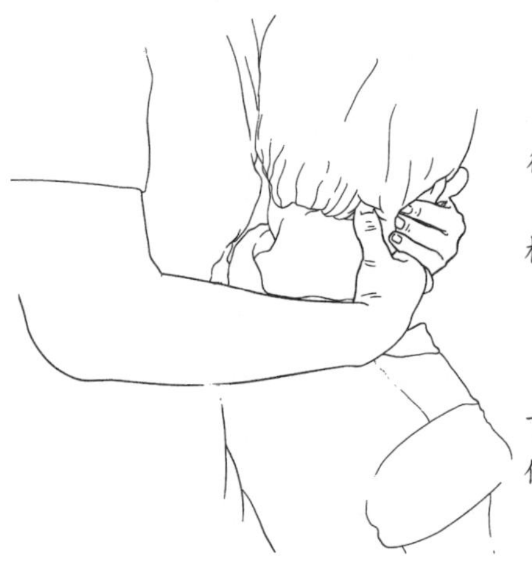

(1)患者坐位，術者立於其身後。

(2)術者以一手拇指頂於樞椎突出關節突。

(3)另手托住對側面頰。

(4)頸部置不伸不屈中立位。

(5)做頭部小角度旋轉，拇指下有移動感或有「咔」響聲即復位。

圖5-2-2　寰樞半脫位坐位旋轉復位法

（2）**臥位旋轉復位法：**患者俯臥在床，頭頸伸出床沿，助手雙手固定頸項，準備做反牽引。術者於患者頭頂側相對而坐，兩前臂夾住兩側下頷部，雙手過耳後交叉扣於枕後，囑患者頭頸放鬆，置中立位（不屈不伸位），沿頸椎縱軸與助手對牽，保持第3頸椎以下固定不動，逐漸加大頭部旋轉的角度，首先左旋，至極度，略微頓挫一下，再右旋至極度，頓挫一下，若手下有移動感，患者自覺症狀減輕，頭旋轉自如，復位成功（圖5-2-3）。

(1)患者俯臥床上，頭頸伸出床沿。

(2)助手雙手固定頸3以下之頸部。

(3)術者坐於患者頭頂側，兩前臂夾住兩側頜面部，雙手於耳後交叉扣於枕後。

(4)適當牽引下，逐漸加大頭部旋轉角度，左、右側略微頓挫，手下有移動感時即復位成功。

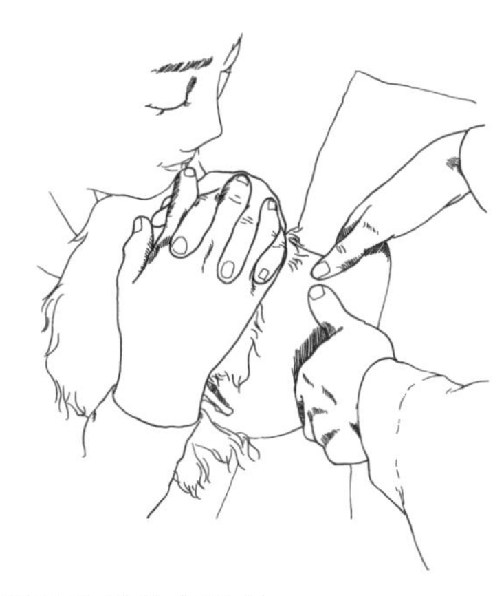

圖5-2-3　寰樞關節錯位臥位復位法

牽引與手法復位二者可以結合進行，牽引後，再試手法復位，如此效果更好。

3. 手法復位注意事項

（1）復位前要判斷寰樞關節脫位程度，是半脫位還是全脫位，橫韌帶損傷是否斷裂，齒突有無壓迫脊髓，病情清楚後方可行手法復位或手術復位。

（2）復位時保持頭頸中立位（牽引時亦如此），避免環椎前移，齒突向後壓迫脊髓，絞鎖下位頸椎，不分散復位力度，以集中在寰樞關節。旋轉角度要小，不能超過30°，動作要輕柔，脊髓上端即是生命中樞，應避免意外發生。

（3）環枕錯位與寰樞錯位不同，環枕關節只做屈伸運動，復位時以屈伸動作復位，而寰樞關節以旋轉運動為主，復位時也以旋轉為主。

第三節　頸2～胸2椎間關節錯位

一、病因與發病機制

第2頸椎至第7頸椎的椎間關節即關節突關節，由上位頸椎的下關節突與下位頸椎的上關節突構成。關節面略呈水平，故穩定性差。這是由頸椎椎間關節易錯位的解剖特點造成的。關節面覆蓋一層透明軟骨，關節囊附於關節軟骨邊緣，較為鬆弛，外傷時易半脫位或錯位。

關節囊內滑膜層在關節面周緣，其皺襞伸入關節之間，當屈伸過度活動時滑膜嵌入引起劇痛。椎間關節構成椎間孔後壁，其前與椎動脈及頸神經根相鄰。頸4–7椎間關節因承受較大的壓力及活動度較大，引起骨質增生，使椎間孔變小壓迫頸神經根。

關節突關節由脊神經後支支配，當椎間關節受壓或移位時，神經受到牽拉可引起頸肩痛。

頸7至胸2的椎間關節面方位，由上位頸椎移行於上胸椎，故上胸椎有類似頸椎椎間關節，所以一併闡述。

長時間低頭、低頭伏案或強迫性頭頸不正的姿勢，包括高枕及睡姿不良，是引發頸椎椎間關節錯位的主要原因。頸部遭到屈伸外力打擊，椎間關節受到牽張力作用，關節囊破裂而滑脫，如果外力過大可造成嚴重損傷。頸椎退行性改變，間盤脫水萎縮，椎間隙變窄，上位椎體下關節突下滑，更易錯位。

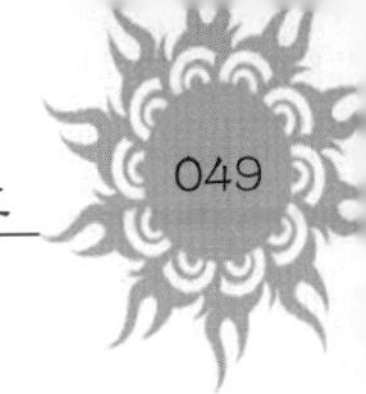

二、臨床表現與診斷

椎間關節錯位時，頸、肩疼痛可放散肩臂，頸部僵硬，有時頭痛、頭昏、眩暈。如有滑膜嵌頓頭頸傾斜一側，十分痛苦。錯位頸椎棘突旁可觸及結節和壓痛，頸項僵直，胸鎖乳突肌痙攣，隆起壓痛，頸部屈伸活動受限。

X光正位片頸椎向患側側凸，側位片頸椎生理彎曲變小或平直，棘突間距增寬，鉤突關節結構紊亂。

斜位片上位頸椎下關節突位於下位頸椎上關節突的頂部前方，關節不平行，下位頸椎上關節突突入椎間孔，椎間孔變形縮小。

三、治　療

1. 枕頦牽引

牽引治療對整合椎間關節錯位有明顯效果。頭頸前傾15°～25°，牽重3～5kg，每次20～30分鐘，10～15次為1個療程。

2. 手法復位

患者坐位，頭頸略前傾，術者立於其後側，以一手拇指頂住錯位之部位（即棘突旁結節壓痛處），另一手托握對側面頰，做頸椎旋轉，動作要輕巧，或者以拇指按壓錯位關節突，餘4指握頸椎之上，和托面頰之手同時用力旋轉。忌暴力，旋角小於20°～30°，在聽到清脆響聲的同時拇指下有移動感，說明已復位。復位前如感到頸部過度僵硬，或頸部疼痛劇烈，患者難以接受復位時，可首先熱療

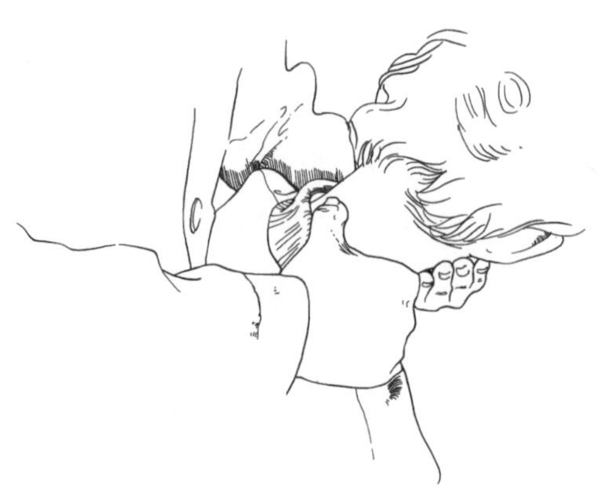

(1)患者坐位，頭頸略前傾。

(2)術者立其後，一手拇指頂於錯位棘突旁(壓痛結節處)，另手托對側面頰，做輕巧頭頸旋轉，聽到清脆響聲，即復位。

圖5-3-1　頸椎椎間關節錯位復位

和牽引，當病情改善後再試行手法復位（圖5-3-1）。

四、討　論

（1）頸椎椎間關節錯位可能是頸椎病的一個體徵，而且錯位不是一個部位，治療前應查清，要全部復位，不要遺漏，同時治療頸椎病。

（2）復位的關節要解鎖。椎間關節幾乎呈水平，由上向下與水平面夾角逐漸增大，復位時前傾角度也需逐漸增加。復位時椎間關節必須解鎖，故頸$_{2\text{–}3}$復位時僅稍屈曲，頸$_{3\text{–}5}$復位略屈曲，頸$_{6\text{–}7}$中度屈曲。

（3）患者肌肉放鬆，精神不緊張，方可復位，動作要輕柔，旋轉範圍不宜過大，嚴禁暴力。

（4）落枕是由於頭頸在睡眠時位置不適，頸部肌肉痙攣僵硬。經休息或熱敷等，不日即可自癒，無需特殊治療，與頸椎錯位可以鑒別。

第6章

胸椎肋骨錯位

胸椎椎體前面在垂直徑上凹陷，後面在橫徑上凹陷，兩側在橫徑上略凸隆，上下各一半圓形肋凹關節面，即上肋凹和下肋凹。橫突呈圓柱形，伸向後外方，末端圓鈍，有一凹面，即橫突肋凹。棘突細長垂直向下，彼此迭掩。

上關節突呈薄板狀，近於額狀位，關節面平坦。下關節突關節面呈卵圓形，向前下方，上2個胸椎結構形態和排列類似頸椎，下4個接近腰椎。由於胸椎關節突關節呈額狀位，故不易脫位。

第一節　胸椎椎間關節錯位

一、病因與發病機制

當胸椎前屈位受外力作用時，下位胸椎上關節突向前旋轉移位，同時上位胸椎下關節突向後旋轉移位，發生胸椎前傾型錯位。當胸椎後伸位受外力作用時，下位胸椎上關節突向後旋轉移位，同時上位胸椎下關節突向前移位，整個椎體向後呈傾倒狀，發生胸椎後傾型錯位。如果一側關節突關節發生旋轉移位，稱側傾型錯位，此型更為多見。

二、臨床表現與診斷

（1）背部過度前屈或前屈過久以及過度背伸或/和有受外力作用史。有時坐臥姿勢不當，也可發生胸椎錯位。

（2）背前屈或後伸受限伴有背疼，如部位較高，頸部屈伸受限，有時胸悶、壓氣。

（3）患椎棘突後凸或凹陷，多數棘突偏向一側，棘突或棘突旁有壓痛。

（4）影像學一般無明顯改變 X 光側位片可有胸椎後凸，椎體後緣連線不流暢，病變處椎體後緣曲線成角或中斷。

三、手法復位

1. 側傾錯位

（1）**側推法**　患者平臥，胸部墊一平枕，術者立於錯位側，雙手疊加置於錯位椎的棘突傾側。囑患者大吸氣胸部隆起，當呼氣時術者以雙手掌根從病椎棘突上方傾側向下推向健側。力度適當，特別對老年人和骨質疏鬆的患者忌暴力，以防骨折與損傷（圖6-1-1）。

（2）**旋轉法**　以左側傾錯位為例患者坐位，右腿前側伸直，右腿屈髖、屈膝90°。助手以雙腿夾持患者左側股部，固定骨盆。術者立於其身後，右手拇指頂壓在患椎棘突右側，左手臂通過患者左腋下，手握其右肩，囑患者低頭屈背。術者雙手合力以患椎為支點旋轉胸椎，當拇指下有移動感或有「咔」聲時即完成復位。或者，患者左腿伸直，右腿屈髖、屈膝，助手夾持右股，固定骨盆，術者左手拇指鉤拉患椎下位椎棘突右側，右手經右側腋下，手握左肩，作胸椎旋轉，亦可復位（圖6-1-2）。

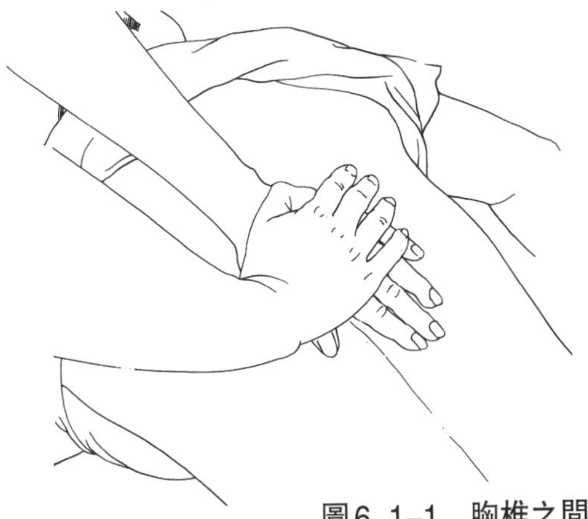

(1)患者平臥，墊一平枕。

(2)術者立於錯位側。

(3)雙手疊加置於錯位椎棘突傾側。

(4)患者大吸氣後，當大呼氣時向下方推向健側，即可復位。

圖6-1-1　胸椎之間關節錯位側推法

(1)患者坐位，左腿前伸，右腿屈膝屈髖。

(2)助手雙腿夾持右股部，固定骨盆。

(3)術者右手拇指頂壓患椎棘突患(右)側。

(4)術者左手臂通過患者腋下，手握右肩。

(5)在助手協助下旋轉胸椎，即可復位。

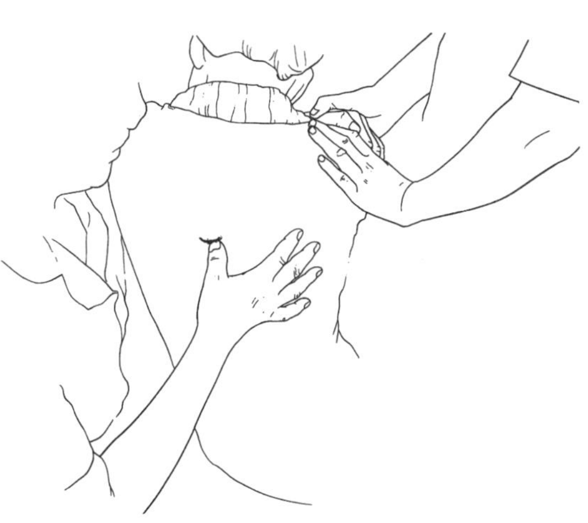

圖6-1-2　胸椎椎間關節錯位旋轉復位法

2. 後傾錯位

（1）患者坐於矮凳，囑患者雙手抱頸項部，低頭屈背。術者立於其身後，將膝蓋頂住患椎棘突上，雙手分別從患者腋下握緊雙肩，當背部鬆弛時，囑患者大呼氣，同時膝頂手拉對抗用力，如膝下有移動感或/和有「咔」聲，即已復位（圖6-1-3）。

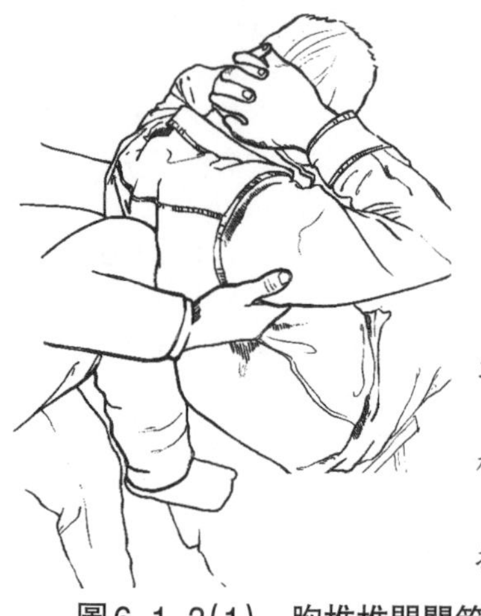

(1)患者坐矮凳，雙手抱項部，低頭屈背。

(2)術者立其身後，以一膝頂於患椎棘突上，雙手分別從腋下握雙肩。

(3)當患者放鬆，大呼氣時，膝頂、手拉，聽到「咔」聲即復位。

圖6-1-3(1)　胸椎椎間關節後傾錯位膝頂復位(後面觀)

(1)患者坐矮凳上，雙手抱項部。

(2)術者立於其身後，以膝頂於患椎上，雙手越腋下向後拉肩。

(3)一拉一頂即可復位。

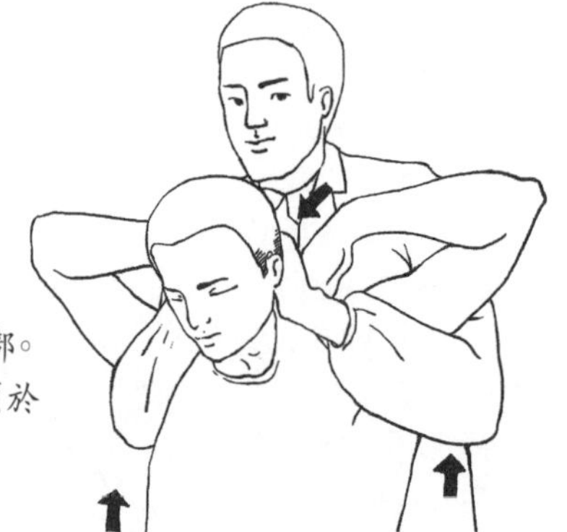

圖6-1-3(2)　胸椎椎間關節後傾錯位膝頂復位(前面觀)

（2）患者俯臥於平枕上，術者立於一側，雙手疊加按於患椎棘突之上，囑患者深吸氣胸部隆起後，當大呼氣時，術者向尾側用力下壓棘突，手下如有移動感或／和「咔」聲，患椎棘突平復原位，即已復位（圖6-1-4）。

(1)患者平臥，胸部墊一平枕。

(2)術者以雙手掌根疊加於後凸之胸椎棘突上。

(3)患者大吸氣後，當大呼氣時，術者向下壓下後凸之胸椎。

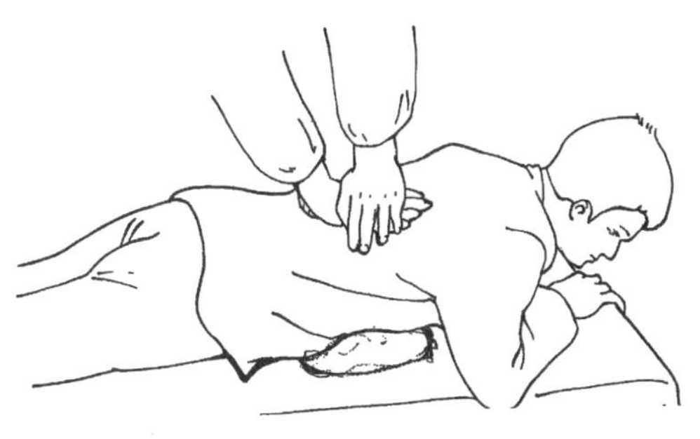

圖6-1-4　胸椎椎間關節後傾錯位棘突推壓復位法

3. 前傾型錯位

患者俯臥於中間略凸的枕頭上，使患椎與枕凸部相對。術者立於其一側，雙手掌分別按在患椎相鄰之上下椎棘突部位，囑患者深吸氣鼓胸，當呼氣時雙手同時用力按下，如聽到「咔」聲時，即已復位（圖6- 1-5）。

(1)患者平臥床上，胸部墊一平枕。

(2)術者雙手分別壓在前傾胸椎之上下椎棘突。

(3)患者大吸氣後，當大呼氣時術者雙手向下壓，使前傾胸椎復原。

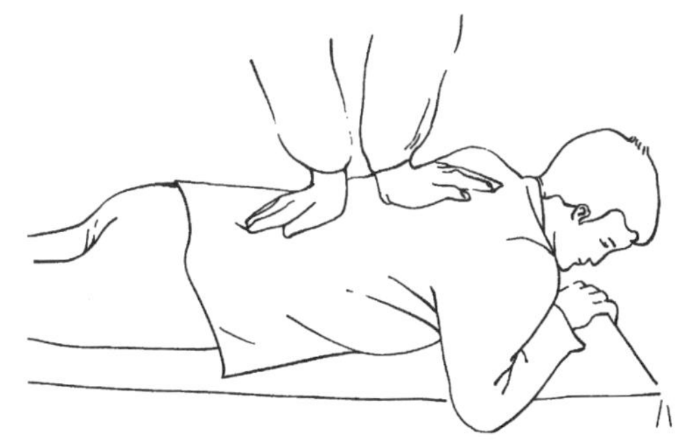

圖6-1-5　胸椎椎間關節前傾錯位復位法

第二節　肋、肋軟骨錯位

肋分肋骨和肋軟骨，共12對。上7對肋以肋軟骨與胸骨相連稱真肋，8～10三對肋借肋軟骨間接附著胸骨上稱假肋，末2對肋前端游離於腹壁肌層中稱浮肋。

肋骨後端有肋頭和肋結節。肋頭與對應的相鄰胸椎肋凹及椎間盤構成肋頭關節。而1、11、12肋僅和對應1個胸椎肋凹相連結。肋結節與相對胸椎橫突肋凹構成肋橫突關節。上7對肋結節呈橄欖形，可以做相當程度轉動。8～10肋結節扁平，可以做相對程度的滑動。第11、12肋無肋結節，沒有肋橫突關節。

一、病因與發病機制

橫突關節凹呈球窩狀，活動度大，易發生勞損及異常，引起背痛。肋頭關節是複合關節，肋橫突關節是簡單關節，導致2個關節活動不協調，特別是胸4-6關節變異較多，常常引起背痛。

肋前端為肋軟骨，其與胸骨連結，構成胸肋關節。第1～7肋軟骨與胸骨肋骨切跡連結，構成胸肋關節。靠上方胸肋關節有關節囊和關節腔，關節囊比較鬆弛，易發生錯位。

二、臨床表現與診斷

多有不協調扭轉身軀和抬、舉重物等原因引起岔氣。

不少患者原因不明，自覺背痛，範圍較寬，呼吸、咳嗽、轉身疼痛加重，不敢深呼吸。

疼痛沿肋間放射脅部和前胸。肩背肌緊張，一般在胸椎旁無壓痛，橫突外側可觸及肋骨略隆起或塌陷，伴有疼痛，沿患肋一路疼痛直至前胸，腋中線最為明顯，有時錯位伴肋橫突關節錯位，多見4～6肋，如果11、12肋頭關節錯位，腰部兩側疼痛，向下腹部放散。

胸肋關節錯位時，肋軟骨隆起，且有壓痛，自覺壓氣不敢大吸氣。

三、手法復位

（一）旋轉復位法（以右側肋頭關節錯位為例）

患者取坐位，左腿伸直，右腿屈髖、屈膝90°。助手以雙腿夾持屈曲的股骨，固定骨盆。

術者立於背側，以右手掌撐於患肋之胸椎旁，左臂通過患者左腋下，手握右側肩，囑患者呼氣，同時術者雙手用力，以患肋頭為支點旋轉胸背，如掌下有移動感且聽到復位聲，即已復位。

如果復位未成功，術者左手拇指按壓患椎左旁，以同樣手法做相反方向旋轉施治（圖6-2-1）。

（二）抱胸旋轉復位法

患者取坐位，雙手抱胸，雙下肢屈髖、屈膝90°。助手面對患者，固定雙股，使患者骨盆不動。

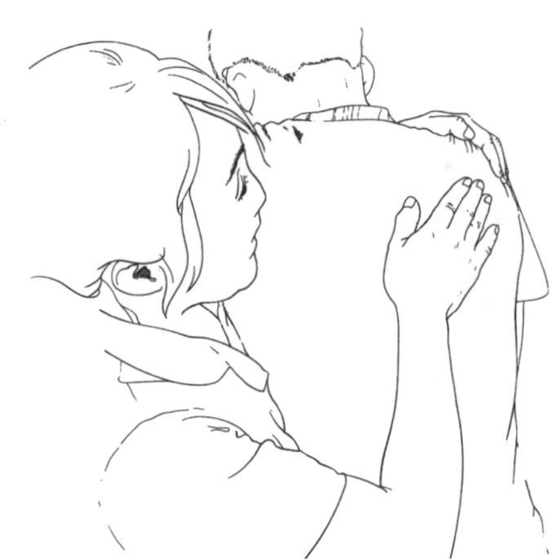

(1)患者坐位,左腿伸直,右腿屈膝屈髖。

(2)助手以雙腿夾持右股部,固定骨盆。

(3)術者以右手掌壓在錯位肋骨之胸椎旁,左手過其左腋下握患側肩。

(4)在助手協助下旋轉胸背即復位。

圖6-2-1　肋骨錯位旋轉復位法

術者右手掌頂於患椎橫突處，左手臂越胸抱住右肩，囑患者低頭屈背呼氣放鬆，同時用力向左旋轉至極致，手掌下有移動感和響聲時，復位成功。

(三)抬肩復位法

患者取坐位，術者立於患側斜對面，以左前臂伸入患者腋下，右手握住患者前臂。

囑患者深呼吸，當吸氣之末，上抬患側肩腋，隨之放下，連續反覆數次，如患者呼吸自然並聽到復位聲，即已復位（圖6-2-2）。

(四)胸肋關節錯位手法復位

患者取側坐位，雙手抱頭。術者坐於患者健側的側面，雙臂環抱患者胸背，兩手扣壓於患處。

囑患者深吸氣，胸部隆起至極致，當大呼氣時，雙手順勢壓向隆起之肋軟骨，同時雙臂用力猛向前旋轉，手下有移動感，翹起之肋軟骨已平復，復位成功（圖6–2–3）。

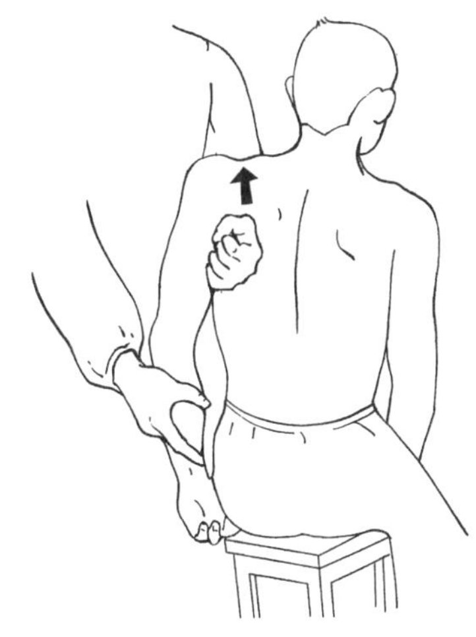

囑患者深吸氣，在吸氣之末拉肩腋，連續幾次，當聞復位聲即復位。

圖6–2–2　肋骨錯位拉肩復位法

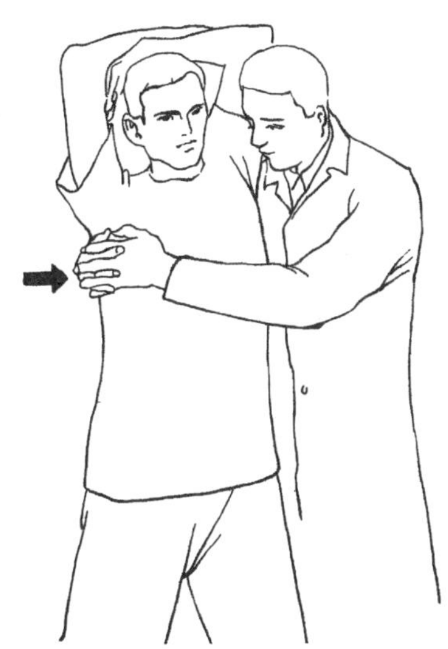

患者雙手抱頭，術者立健側，雙手臂環抱胸背，雙手扣壓患處，囑患者大吸氣胸部隆起，當大呼氣時順勢向前旋轉，壓下隆起的肋軟骨。

圖6–2–3　胸肋關節錯位手法復位

四、討　論

（1）肋頭關節和肋橫突關節不協調是肋骨錯位解剖的基礎。肋頭關節為複合關節，活動受限，而橫突關節凹呈球窩狀，肋橫突關節活動較大，導致二者活動不協調，尤其4～6肋頭關節變異較大，更易發生錯位，第11、12肋骨末端游離，增加了錯位的機率。

（2）復位時深吸氣和屈背擴大錯位距離，同時使肌肉放鬆，關節囊鬆弛，更有利於復位成功。

（3）復位時腰椎要伸直，各椎間關節鎖定，以避免分散復位旋轉的應力，而集中於胸椎，有利於復位成功。

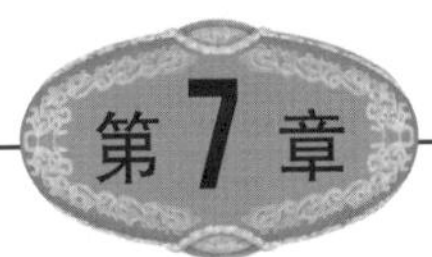

第7章 腰椎脫位與椎間關節錯位

腰椎處於軀幹下端，長期負重，椎體壓縮，退行性改變，椎體邊緣骨質增生，間盤萎縮。

頻繁活動，長期彎腰，大負荷以及暴力外傷，發生關節突關節錯位，腰椎滑脫，間盤膨出、突出或脫出。

第一節　勞損性腰椎間關節錯位

一、病因與發病機制

腰椎椎間關節呈矢狀位，以利於前後屈伸運動。腰椎關節突關節面傾斜度變化較大，兩側常不對稱，若一個或多個關節突一側或兩側的關節面不對稱，呈斜形或扭轉時，容易使韌帶損傷。上下關節面與矢狀面所成夾角不均衡，而且右側者均小於左側。關節突可增大、內聚，在後外側突向椎管，向前傾使隱窩狹窄。因此長時間彎腰勞作，扭傷致關節突關節錯位。腰3處於前曲之頂點，承受

應力、應變值最大，故腰3椎間關節錯位最為多見。

二、臨床表現與診斷

（1）經常彎腰勞作，長期臥軟床，彎腰取物不當扭傷史。

（2）平時腰部酸痛，彎腰加重或不敢彎腰。怕涼、怕風、喜熱。

（3）一般腰椎曲度正常，多數只有一個腰椎棘突後突或側突，且壓痛，無叩痛，無肌緊張。以腰3為多見。

三、手法復位

（一）側臥旋轉復位法

患者側臥位，術者與助手立於背後，雙手分別置於患者上側肩部和髂部，同時分別拉肩、推髖，使腰部旋轉，可反覆1～3次。旋轉極點時，頓挫一下，可聞復位聲，棘突位置恢復正常。壓痛消失，表示椎間關節已復位（圖7-1-1）。

（二）按壓復位法

患者俯臥位，腹部墊平枕，術者雙手疊加於移位棘突之上凸側，囑患者深吸氣，使腹部隆起，腰椎後凸達極點並大呼氣，以掌根突然由上往下推向健側，壓移位棘突復位，如手下有移動或有復位聲時，即表示椎間關節復位。如一次未成功，可反覆幾次。

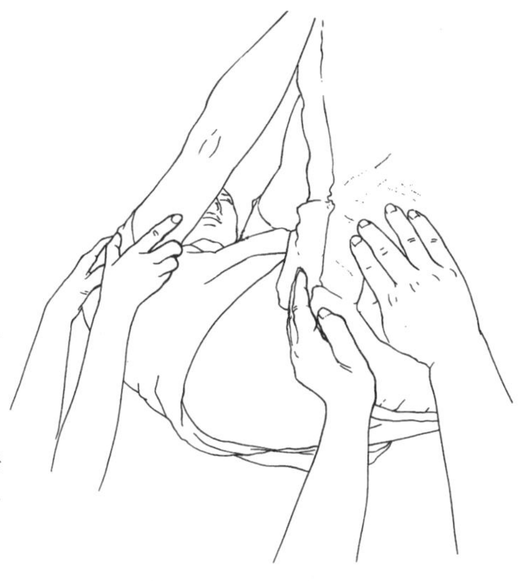

(1)患者側臥位，術者與助手立於背側，雙手分別置患肩和髂部。

(2)分別拉肩、推髖，腰部旋轉1～3次，最後頓挫一下，腰部壓痛消失即復位。

圖7-1-1　腰椎椎間關節錯位側臥旋轉復位

有時側臥復位法未完全復位時，以此法作為補充治療，可達到完全復位（圖7-1-2）。該法作為補充治療在臨床上更為常用。

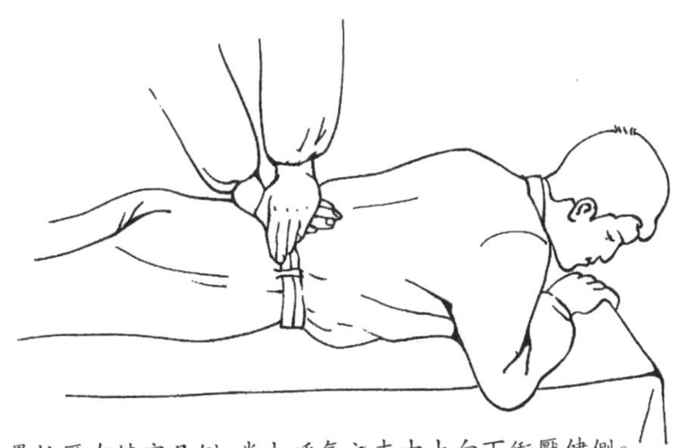

雙手重疊按壓在棘突凸側，當大呼氣之末由上向下衝壓健側。

圖7-1-2　腰椎椎間關節錯位按壓復位法

(三)坐位旋轉復位法(以右側錯位為例)

患者坐位，患側下肢屈髖、屈膝90°，對側腿伸直，足跟著地。術者立於其身後，以右手拇指頂住棘突偏側，另手臂越過左腋下，手握右側肩。助手雙腿夾住患者屈曲股部，固定臀部。

囑患者低頭屈背、彎腰，術者雙手合力以拇指下棘突為支點旋轉腰部，至極致時，頓挫一下，拇指下可有移動感或有復位聲響，即已復位（圖7-1-3）。

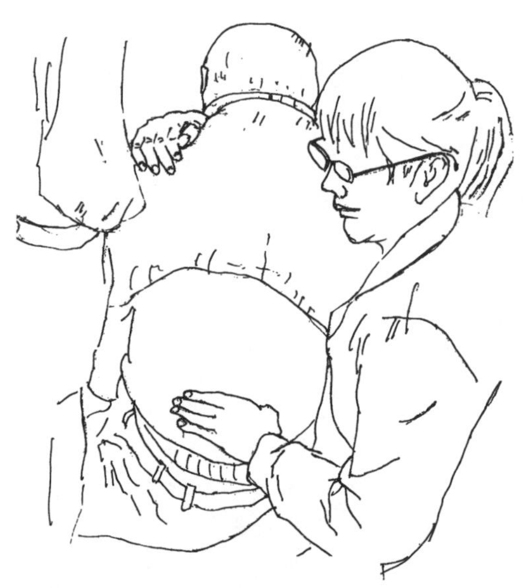

(1)患者坐位，患下肢屈髖屈膝90°，對側腿伸直。
(2)助手以雙腿夾持屈腿股部，固定骨盆。
(3)術者一手壓患椎棘突旁，另手越腋下握患肩。
(4)術者兩手用力旋轉腰椎，反覆幾次，最後頓挫一下，即復位。

圖7-1-3　勞損性腰椎椎間關節錯位坐位旋轉復位

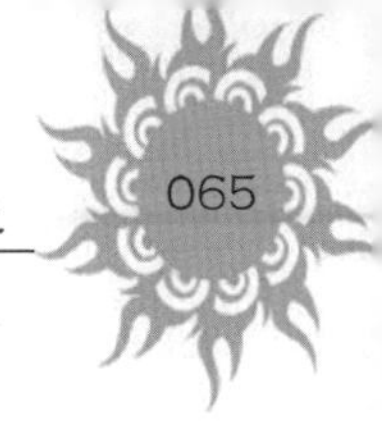

第二節　滑膜嵌頓型腰椎間關節錯位

一、病因與發病機制

腰椎過度前屈或／和伴旋轉時，關節突關節間隙大張，由於負壓作用，滑膜被吸入關節間隙，當腰椎伸直時，滑膜嵌夾於關節中，腰$_{4}$、$_{5}$和腰$_{5}$、骶$_{1}$椎間關節面呈平面型，最易發生滑膜嵌頓。

二、臨床表現與診斷

腰椎有過度前屈旋轉動作，腰部劇烈疼痛，但無法指出痛點，處於前屈位，不敢直腰。

腰背肌僵直，板樣硬，腰椎呈後凸狀，且偏向健側的特有姿勢。腰椎活動明顯受限，尤其不能後伸。

X光片示腰椎前凸變小、消失或反弓，且有側彎。但無直接診斷依據。

三、手法復位

復位前行局部封閉或熱療。熱療如短波、超短波以及遠紅外線等，使痙攣腰肌得以緩解，疼痛減輕，有利於手法復位的成功和術後恢復。

(一)牽引按壓復位法

患者俯臥位，腹部墊一平枕，高度適宜，可減輕疼痛和便於治療。第一助手雙手分別牽拉雙腋下，第二助手雙手握住患者雙踝，兩者做持續對抗牽引。

術者雙手疊加於腰骶關節處，反覆下壓，逐漸加大壓力和頻率使腰部放鬆，同時第二助手逐漸抬高下肢，增加腰椎前凸，如腰部劇烈疼痛不減，說明嵌頓尚未解除，需繼續重複以上手法。

當腰椎後伸時疼痛減輕或消失，說明嵌頓已解除。若反覆操作無效，應考慮嵌頓可能在腰4–5椎間關節，術者雙手上移至腰4–5施治，直至治癒（圖7–2–1）。

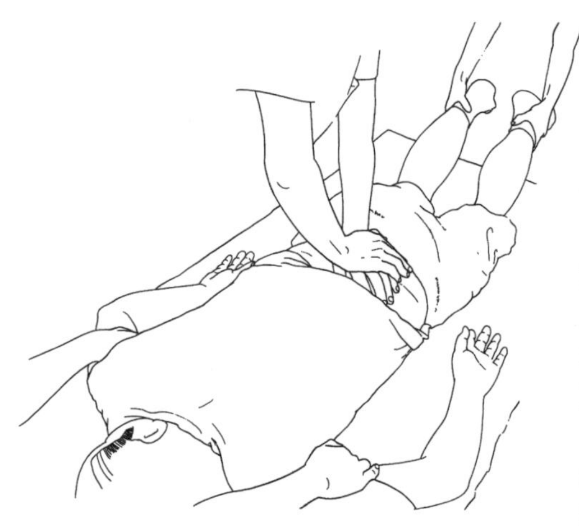

(1)患者俯臥位，腹部墊一平枕。

(2)兩助手分別拉雙肩、雙踝對抗牽引。

(3)術者以雙手疊壓腰骶關節，逐漸加大壓力和頻率。

(4)當抬高下肢，腰椎前凸增大，疼痛減輕時，嵌頓已解除。

圖7–2–1　腰椎椎間關節滑膜嵌頓牽引按壓復位

(二)反顛簸法

囑患者立位，術者與患者背對背站立以兩肘伸入患者雙腋下，將患者反起，患者足部懸空，術者以骶部抵住患者腰部，反覆上下顛簸、左右搖擺患者腰部和下肢，如患者感到腰部有滑動感，滑膜嵌頓即已復位（圖7–2–2）。

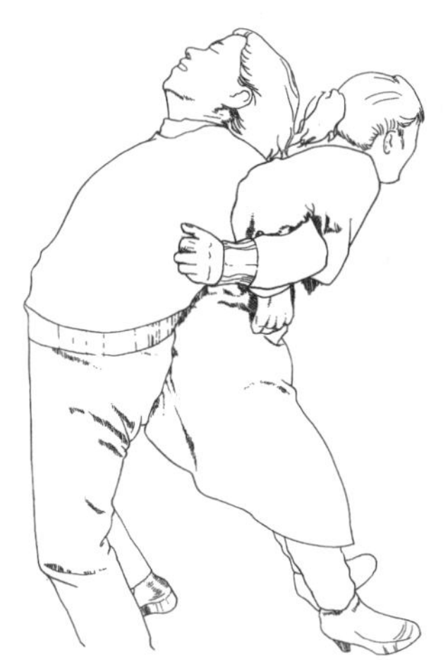

(1)患者與術者背對而立，術者雙臂伸入患者腋下，將其反背起。

(2)患者足懸空，術者 骶部抵患者腰部，反覆上下顛簸左右搖擺患者腰和下肢，患者腰部有滑動感即復位。

圖7–2–2　腰椎椎間關節滑膜嵌頓反顛簸法

第三節　腰椎旋轉型椎間關節錯位

一、病因與發病機制

腰椎關節突關節面傾斜變化較大，兩側常不對稱，若一個或多個兩側關節面不對稱，呈斜形或扭轉型關節突關節易扭傷。當受到扭轉外力作用時，腰椎兩個關節突關節面，一個向前，一個向後，若稍超出正常範圍而不能復原位時，即發生旋轉錯位。

腰$_4$在旋轉運動中，活動度最大，旋轉錯位機率最高。

二、臨床表現與診斷

腰部常隱痛不適，向下放射至臀骶尾部，腰部旋轉不利。兩側腰肌稍緊張，無明顯壓痛，棘突向左側偏（左側關節面向前，右側關節面向後），或向右側偏（右側關節面向前，左側向後），輕微壓痛。

三、手法復位

(一)棘突歸位復位法

囑患者俯臥位，腹下墊一平枕，第一助手拉住患者雙腋下，第二助手握雙踝，兩者做反牽引。

術者立於患側，以一手拇指與食指中節捏住患椎棘突，另一隻手疊加於其上。囑患者有節律地用力咳嗽，當患者放鬆，咳有力時，順勢扭動患椎棘突回位，若手下有移動，棘突復正，則復位成功（圖7–3–1）。

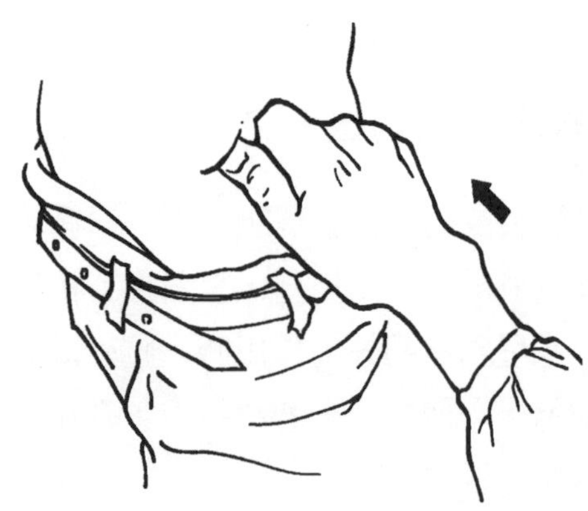

圖7–3–1 棘突歸位復位法

（二）腰椎旋轉復位法（以棘突右偏為例）

患者坐凳上，右腿側方伸直，足跟著地，左腿屈髖、屈膝90°，助手雙腿夾持患者左股部，固定臀部。

術者坐於其身後，以左手拇指鉤壓患椎棘突右側，右臂通過患者右腋下，手掌壓於患者頸後，使之低頭、屈背、彎腰，以左手拇指下棘突為支點，以右臂為力臂，以腰椎為軸，雙手用力旋轉，當感到拇指下移動，且有復位聲響，棘突整復，或者相反方向旋轉，以右手拇指頂壓患椎棘突右側，左臂通過患者左腋下，扳住頸後，使腰部向左旋轉（圖7-3-2）。

(1)患者坐位，右下肢向側方伸直，左腿屈膝屈髖90°。

(2)助手雙腿夾持患者左下肢，固定臀部。

(3)術者坐其後，以左手拇指壓患椎棘突右側，右臂通過患者右腋下，手掌壓頸後，囑患者低頭、屈背、彎腰。

(4)兩手用力旋轉腰椎，拇指下有移動感即復位。

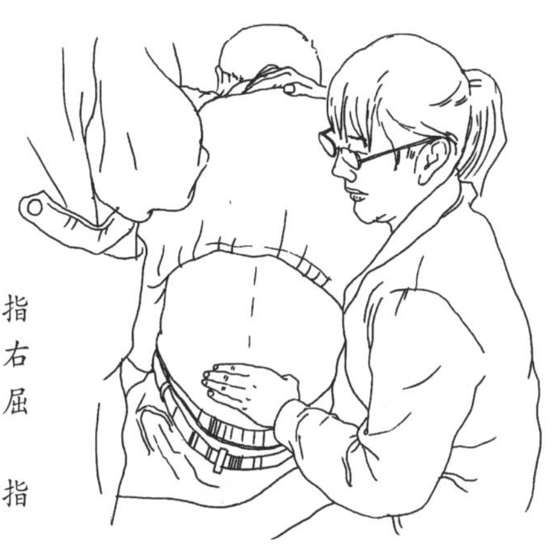

圖7-3-2　腰椎椎間關節錯位旋轉復位

（三）棘突撥正復位法（以右側為例）

患者俯臥位，兩腿分開。術者立於患側，以右手拇指

頂住棘突右側，以左臂托起患者左腿，使其儘量後伸，以患椎為支點，借抬腿側旋腰椎，右手拇指借力撥正偏移棘突，即完成復位（圖7–3–3）。

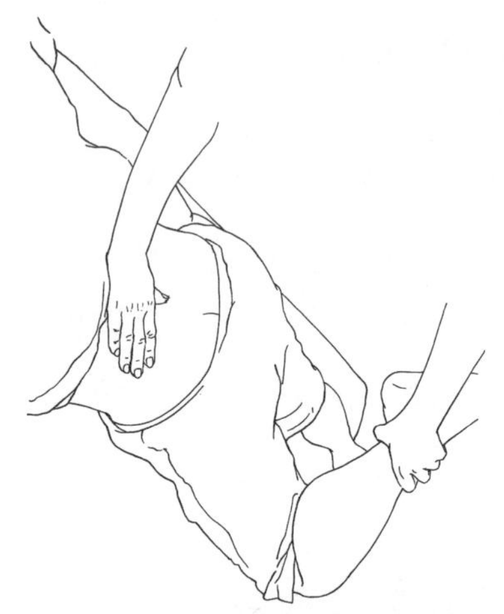

術者以拇指頂患椎棘突向健側，拉健側下肢向後，撥正棘突椎間關節復位。

圖7–3–3　腰椎旋轉型椎間關節錯位棘突撥正法復位

第四節　腰椎退行性滑脫

一、病因與發病機制

腰椎滑脫是由於腰5上關節突關節面多呈凹面型，少數呈平面型；下關節突的關節面變化較大，以凸面型和平面型為主，其次為凹面型和波浪形（S形）。平面型易於滑行，造成不穩。外傷和勞損以及腰椎退行性改變等因素引起腰椎滑脫。椎弓根峽部完整的腰椎滑脫稱假性滑脫；

椎弓根峽部斷裂稱真性滑脫。

在椎間盤、關節突關節退變條件下，如長期勞損和外傷作用，加速腰椎退行性滑脫發生和進展。大部分退行性腰椎滑脫屬於假性滑脫，達Ⅰ°～Ⅱ°（圖7-4-1）。

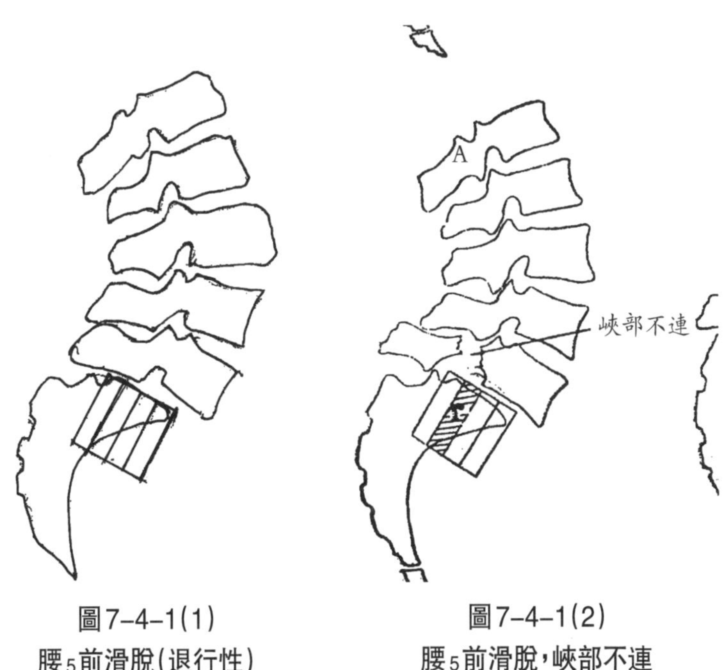

圖7-4-1(1)
腰5前滑脫(退行性)

圖7-4-1(2)
腰5前滑脫，峽部不連

二、臨床表現與診斷

腰痛和坐骨神經痛為主要症狀。腰痛常急性發作，或在慢性腰痛基礎上突然加重，有明顯外傷史。疼痛多雙側性，由下腰放射臀部和腹股溝及腿部，彎腰轉直立受限，出現絞鎖現象。

影像學改變對診斷腰椎滑脫有重要意義。腰椎退行性滑脫可分為前滑脫和後滑脫兩型。X光側位片椎體後緣連線與滑移椎體下緣連線的交點至滑移椎體後緣的距離≧3mm，可診斷腰椎滑脫。

雙斜位示椎弓根峽部是否完整，如完整則為假性滑脫；如峽部斷裂則為真性滑脫。CT表現更能看出椎體滑脫水平，椎間關節改變、椎間盤突出、椎體骨質增生，硬膜和馬尾神經受壓移位。MRI表現可顯示腰椎成角、腰椎滑脫直接徵象，直觀椎管狀態和馬尾神經受壓改變。

三、手法復位

患者俯臥於牽引床上，腹下墊一平枕，用牽引帶分別固定骨盆和雙肩，做反牽引，逐漸加大牽引力度，當腰腹被牽引成直線形（注意病人反應，如有不良現象，適時停

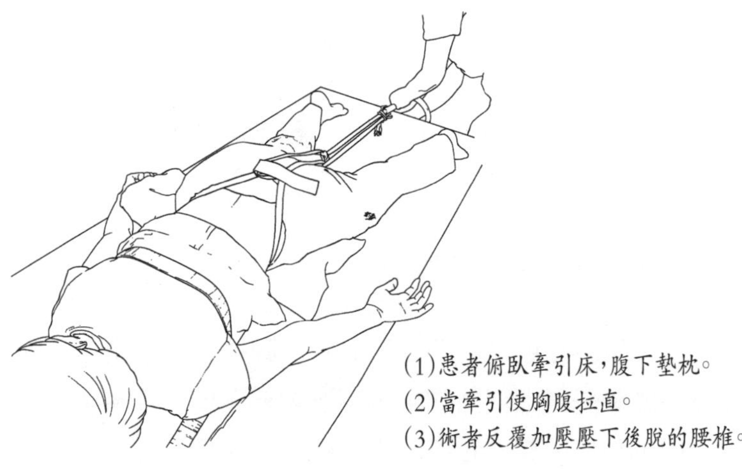

圖7-4-2　腰椎滑脫牽引復位

止）。術者立於一側，如是前滑脫，雙手疊加於下位腰椎棘突部位；如是後滑脫，雙手疊加於患椎棘突上。

反覆衝擊加壓直至手下有滑動感，或加壓之椎體棘突已平復，說明已復位。X光檢查顯示滑脫已整復。術後絕對臥床2週，如起床需繫腰腹帶，禁止腰部活動（圖7-4-2）。

四、討　論

（1）腰椎滑脫本是手術指徵，一貫是手術復位，內固定。假性腰椎滑脫峽部完整，僅為Ⅰ°～Ⅱ°。治療實踐告訴我們，假性腰椎滑脫不需手術也可以治癒。

（2）病例選擇：術前應做必要的身體檢查，如血壓、心電圖、血尿便常規等。年老體弱、骨質疏鬆、有慢性病者應慎用此法。

（3）術中牽引力很大，幾乎將胸腹拉成直線。首先囑咐患者如有不良反應，如心前區不適、心跳過快、呼吸困難等不適症狀，立即報告醫師；在操作中，術者時刻注意觀察患者的反應，如發生不良徵兆，立即停止治療，妥善處置，以免發生意外。

（4）腰部肌力很大，牽引力度要充分，拉開椎間關節，是滑脫復位的首要條件，在此基礎上方行手法復位。按壓部位要準確，反覆多次，直至棘突平復。下腰椎解剖變異較大，術前仔細檢查，結合影像學改變，指導重定和檢驗治療效果。

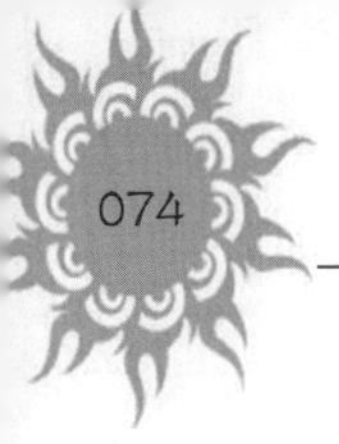

第五節　腰椎間盤突出症

一、病因與發病機制

椎間盤生理性退行性變是椎間盤突出的基本原因，間盤纖維環退變在20歲已開始。外傷可導致纖維環水平撕裂和軟骨終板破裂，是間盤突出的重要誘因。過度負荷，如長期從事彎腰工作和重體力勞動及職業司機（震顫損傷）等，由於腰椎間盤經常承受較大壓力和負荷以及突然外傷，增加了退變的椎間盤突出的機率。

脊柱生理彎曲改變，腰椎側彎，腰椎畸形，腰椎單側骶化，下腰椎小關節方向不對稱，亦增加腰椎間盤突出的危險性。腰椎間盤突出有家族性和民族性。

二、臨床表現與診斷

腰背痛是腰椎間盤突出症的最早症狀。一般為鈍痛，活動時加重，臥床休息時減輕。疼痛一段時間後出現腿痛。疼痛部位多在下腰及腰骶部。當間盤突出急性發作時，腰背疼痛劇烈，腰背肌痙攣板樣硬。腰痛在慢性期多不明顯，而以腿部放射痛為主。

腰$_{4\text{-}5}$和腰$_5$～骶$_1$間盤突出坐骨神經受累，疼痛從臀部放射腿後外側，可達足趾。自覺筋短，間歇跛行。

腰$_{2\text{-}3}$和腰$_{3\text{-}4}$間盤突出時股神經受累，除腰痛外出現下腹、腹股溝及大腿前內側放射疼痛。

部分腰椎間盤突出症病人，出現下肢外側麻木。間盤突出時間稍長，臀部和下肢肌肉萎縮。

馬尾神經受累馬鞍區麻木，二便無力或失禁，男性出現陽痿。體徵：急性期典型姿勢是腰椎前屈側彎，臀部扭向一側，間歇跛行。患椎椎間隙棘突旁出現壓痛，放射臀部和下肢。患側坐骨神經出口及恥骨結節壓痛。受累區域肌肉萎縮，感覺障礙，膝反射、跟腱反射減弱或引不出。直腿抬高試驗陽性，加強試驗陽性，蹺拇試驗陽性，或股神經牽拉試驗陽性。

1. 影像學改變

X光片僅能反映間盤突出的間接改變，腰椎前凸減小、消失或反常後凸，腰椎側彎，椎間隙變窄，椎體前後緣骨刺形成，椎體Schmorl結節形成等。

2. CT表現

（1）椎間盤變性膨出，椎體周邊出現對稱、均勻的環形軟組織影。

（2）椎間盤突出表現其後緣局限性凸入椎管，硬膜囊受壓移位，椎間盤的密度影居中或偏後外側。

（3）椎間盤脫出表現纖維環破裂後，髓核不規則突入椎管或游離其中壓迫硬膜囊及馬尾神經。

3. MRI表現

矢狀位T1加權像和T2加權像均可較好地顯示椎間盤和椎體退行性改變及椎間盤突出的部位與大小，並可見硬膜囊、馬尾神經受壓移位情況，橫斷面掃描影像不如CT清楚。

正常人可有椎間盤突出和膨出，但無臨床症狀和體徵，影像學均有描述，因此腰椎間盤突出診斷以臨床診斷為主，影像學診斷作為參考。

三、手法復位適應證與禁忌證

（1）腰椎間盤突出者適合手法治療。髓核脫入椎管且游離者不宜手法治療。

（2）間盤突出偏於後外側者手法復位效果較佳。中央型療效欠佳，不宜手法治療。

（3）椎間盤突出突入椎管內不超過1/3容積，手法療效較好。突出量達1/2以上難以回復，應考慮手術治療。

（4）腰椎間盤突出較久，纖維環、後縱韌帶、硬膜囊可能粘連、鈣化時可試行手法治療，如治療無效再手術治療。

（5）如同時有椎間關節錯位更適合一次性手法治療。

四、手法復位

（一）立式牽引還納法治療

利用特製立式床，床面與地面傾斜70°角（圖7-5-1）。患者俯臥於床上，雙手握住床上方扶手，下胸部以寬頻固定床上，雙下肢下垂，以體重做牽引。當患者肢體放鬆時囑其深吸氣，使腹部隆起，以特製小橡膠棒頂在椎旁間隙壓痛點（即間盤突出部位）上，再囑患者大呼氣時，以槓桿力垂直衝壓痛點，每次1個痛點衝壓兩次即

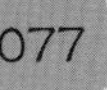

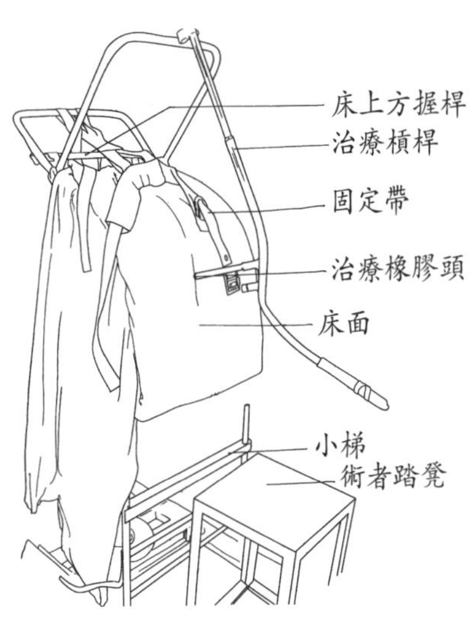

圖7–5–1　立式牽引還納床

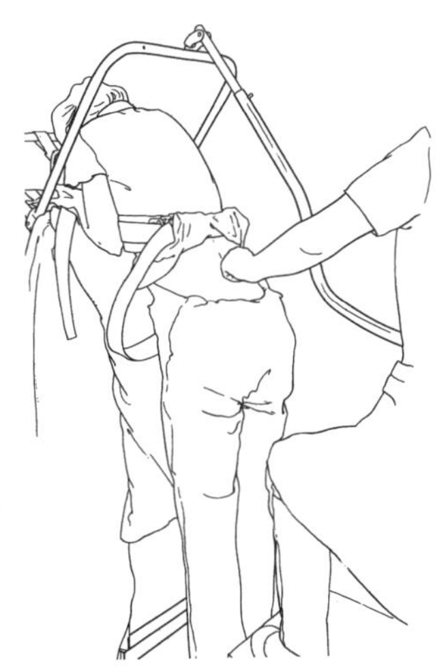

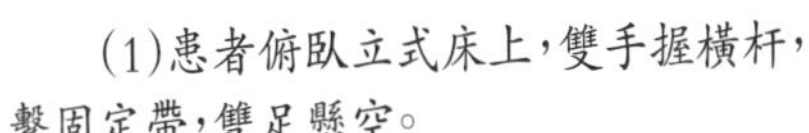

(1)患者俯臥立式床上，雙手握橫杆，繫固定帶，雙足懸空。

(2)術者認準間盤突點，將橡膠頭壓在其上。

(3)用槓桿力反覆下壓兩次(1個點)，每日1次。

圖7–5–2　立式牽引還納床上治療腰椎間盤突出症

可。每日1次，平均10次左右可治癒（圖7–5–2）。

術後要求絕對臥床，同時避免做彎腰活動。當腰腿痛

消失，查腰椎旁無壓痛，恥骨結節壓痛消失，直腿抬高試驗陰性，蹺拇試驗陰性，即認為治癒。其後1個月內避免彎腰和腰扭傷。

(二)一次性手法復位

患者坐在特製凳上，將骨盆固定於凳上使其不轉動。助手立於患者前側，熊抱患者且向上牽引，拉開腰椎間隙。術者坐於患者背側，以一手拇指頂壓在患椎棘突偏側，另手臂穿過患者腋下，經胸前手握對側肩。當助手牽引達到極限時，以患椎棘突為支點大力旋轉腰椎，可感到棘突移動並可聞復位聲。在椎間關節復位同時間盤亦隨之復位。患者立刻感到腰腿疼痛明顯減輕或消失，說明治療成功。一次未成功，可重複操作2～3次（圖7-5-3）。

復位後要求絕對臥床休息2週，腰部可施物理治療。

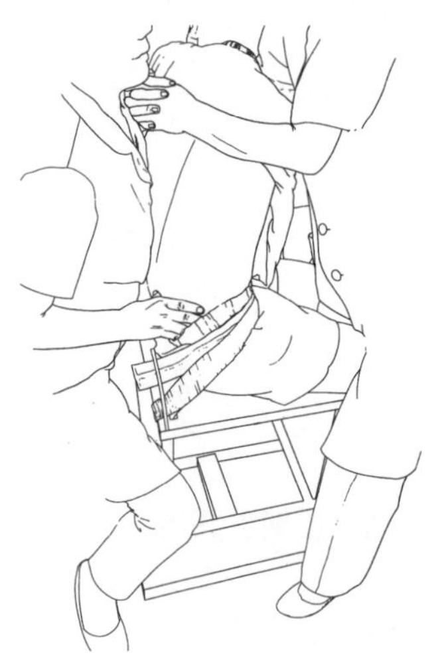

(1)患者坐特別凳上，以帶固定骨盆。

(2)助手在胸前熊抱患者。

(3)術者以拇指頂壓在間盤突出點。

(4)助手向上牽拉至極致與術者同時做旋轉即可復位。

圖7-5-3　一次性手法復位治療腰椎間盤突出症

五、討　論

（1）**立式牽引還納床的設想**　牽引床治療腰椎間盤突出症已有30～40年歷史，牽引床是平板床，雖然電子設備控制，但療效不甚理想。按摩師以手指或小木棍頂壓治療腰椎間盤有一定的療效，但治癒率很低。在這個基礎上，產生了立式床自身牽引，以槓桿作用原理，用橡膠棍兒還納突出腰間盤的構想，取得良好效果。

（2）**選好適應證，治癒率達90%以上**　絕大多數患者不情願手術，患者對手術的顧慮和手術療效不確定，於是非手術治療便成首選，而且絕大多數患者是適應證，療效可靠。症狀和體徵消失，即為治癒，而且沒有復發者。雖然在治療的幾十秒鐘內有些痛苦，還是可以忍受的。

（3）**操作簡便易行，治療時間短**　術者只要熟練認知腰間盤突出點，操作準確，力度適當，患者配合臥床休息，便可獲得良好效果。

（4）**手法治療達到臨床治癒，影像學不能達到間盤完全歸位**　雖然如此，到目前為止未發現復發病例。

第六節　骶尾椎脫位

骶骨由5個骶椎融合而成，略呈扁平的三角形，稍向後下彎曲，骶$_5$椎體下部狹小，垂直向下，稱骶骨尖，有一卵圓形關節面與尾骨相接。

尾骨為三角形骨塊，通常由4個尾椎融合而成。上端第一尾椎最大，椎體上面構成尾骨的底部，有一卵圓形關節面，與骶骨尖構成關節。

骶尾關節錯位多有跌坐傷和局部撞擊傷(圖7-6-1)。

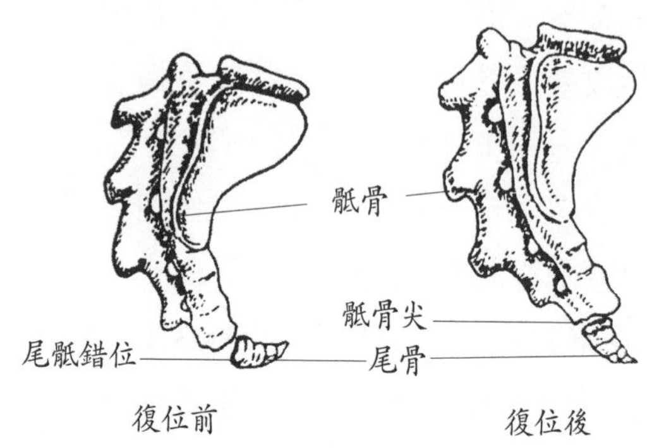

圖7-6-1　骶尾椎脫位

受傷後骶尾部腫脹、疼痛，骶尾關節略顯凸出，蹲、坐時症狀加重，局部有壓痛。

X光片一般無改變。

手法復位：

方法一　囑患者胸膝臥位，術者一手置在骶骨下部，另只手戴手套，以食指作指肛檢查，當觸及到骶尾關節時有壓痛，食指稍下移至尾椎部，向上外撬起尾骨，與外部手合力對抗，可感到尾椎向上移動，且有復位聲，即已復位（圖7-6-2）。

方法二　患者兩腿分開站立於地，上身臥於床上。術者一旁側立，一手掌根部按壓在骶骨尖背側，另一手掌小魚際置於尾椎背側，囑患者有節律地鼓氣咳嗽，術者兩手先隨

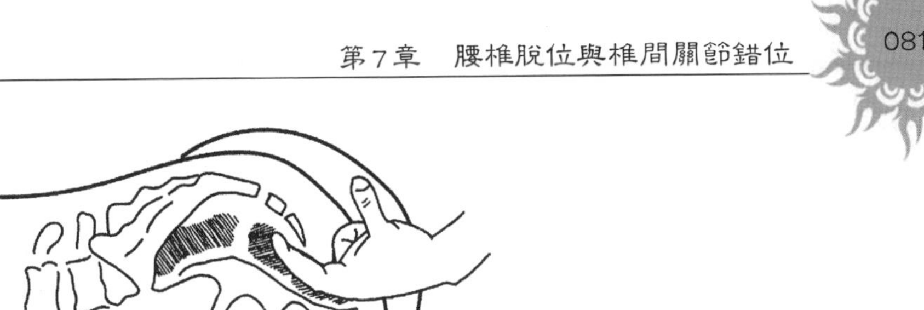

(1)術者指肛，以食指向後頂尾骨。

(2)外部手壓骶骨尖，與肛內指合力即復位。

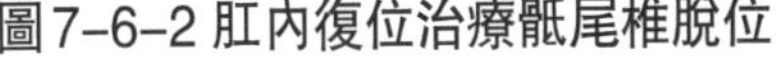

圖7–6–2 肛內復位治療骶尾椎脫位

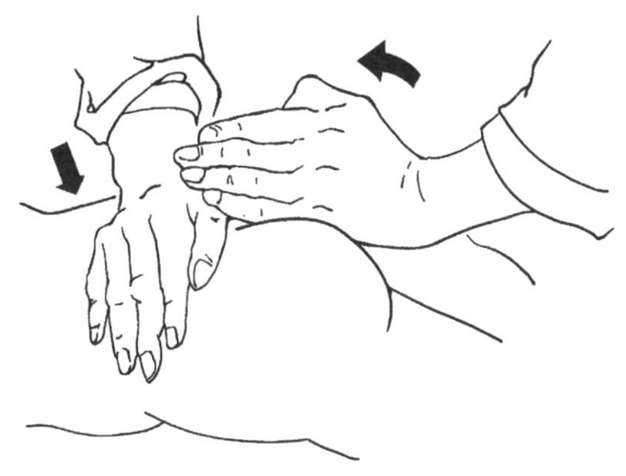

(1)患者兩腿分開立於地，上身俯臥床上。

(2)術者一手掌根壓在骶骨尖背側，另一手掌小魚際置尾骨背側。

(3)囑患者有節律咳嗽鼓氣，當咳有力時，術者上手壓骶骨尖，下手推尾骨即復位。

圖7–6–3　體外復位法治療 骶尾椎脫位

之迎上，待患者放鬆，鼓咳有力時，在某一咳嗽剛剛開始的瞬間，上手壓骶骨尖向腹側，下手隨之推尾椎向上方。若有移動，且低凹已復平，則示復位成功（圖7–6–3）。

復位後每日熱浴1次，共1週。

第8章

上肢帶骨關節脫位、半脫位、錯位

上肢骨由上肢帶骨和自由上肢骨組成。上肢帶骨關節即肩關節，一般僅將肩肱關節稱為狹義肩關節。

實際上肩關節活動是多關節聯合運動，包括肩肱關節、胸鎖關節、肩鎖關節、肩胛胸壁關節（肩胛骨與胸壁之間連結）肩峰下機制（第二肩關節）、喙鎖機制（喙鎖關節）等的共同運動。討論肩關節即上肢帶骨的關節應包括以上各關節被稱為廣義肩關節。上肢帶骨各關節脫位、半脫位、錯位是全身最多發的部位。

第一節　肩胛骨錯位

一、病因與發病機制

肩胛骨肋面略微凹陷，為肩胛下窩，窩內有數條斜線，斜向上外方，是肩胛下肌附著線。肩胛骨借椎間肌（肩胛提肌、菱形肌及斜方肌）附著於頸胸椎上，借前鋸

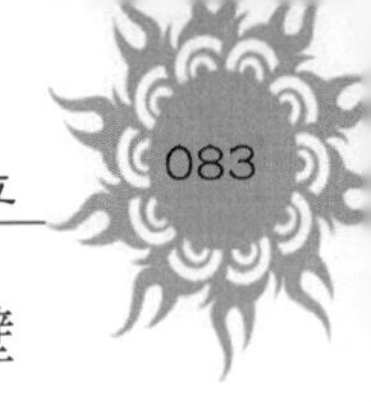

肌附著於第1～8肋骨上，維持肩胛骨的穩定性和在後胸壁上的滑動。如受外力的作用，肩胛骨與胸壁可發生位移，形成肩胛骨脫位、錯位。肩胛骨頻繁反覆地在胸廓上摩擦，引起局部創傷性炎症，或肌肉反覆牽拉，肩胛骨骨膜出現細微撕裂、出血，繼而出現瘢痕硬結或骨刺形成，肩胛下肌、後鋸肌肌膜結節，肌下滑囊炎。

肩胛骨在胸廓上移動，便出現摩擦音或彈響。

二、臨床表現與診斷

（1）肩臂過度抬、伸損傷，或有長期俯身勞作史，或有肩胛骨、肋骨外傷、骨折史。

（2）自覺肩胛部鈍痛，可放射至頸部、枕部、三頭肌上方、三角肌止點、前胸等。活動有摩擦音。

（3）沿肩胛骨脊緣有壓痛，觸及索條樣改變，活動時可觸及摩擦音，與胸壁間隙增大而鬆弛。

（4）X光片對診斷意義不大。

（5）小菱形肌、大菱形肌損傷時疼痛較銳利，壓痛位於脊柱旁。而大小圓肌損傷疼痛位居肩胛外緣。岡上下肌疼痛亦非常多見，但疼痛僅限於肩胛骨背側的岡上下窩。肩胛提肌損傷，壓痛點在肩胛骨內上角比較局限，均與肩胛骨錯位不難鑒別。

三、手法復位

患者坐位，患肘屈曲手搭在健側肩上。術者立於其背後，並緊靠患者背部，手越過健側肩拉患肘向健側，另只

手掌推肩胛骨內緣向前內方。兩手一推一拉數次，待患者放鬆時突然頓挫一下（圖8–1–1）。

然後，患肘屈曲90°，助手雙手固定健側肩部，術者立於患側背後，一手托患側肘及前臂，向後內方拉動，同時，另隻手按在肩胛骨內上方，向前推壓。兩手拉推數次，待患者放鬆時，突然頓挫一下。每日1次，大約5次以上方能治癒（圖8–1–2）。

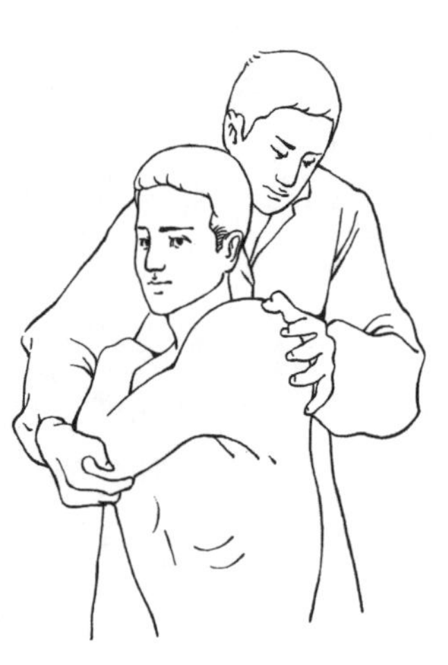

患側肘關節屈曲手搭健肩上，術者一手握其肘部，另手壓在患肩胛上部，拉肘推肩胛幾次，最後頓挫一下。

圖8–1–1　肩胛骨錯位復位第1步

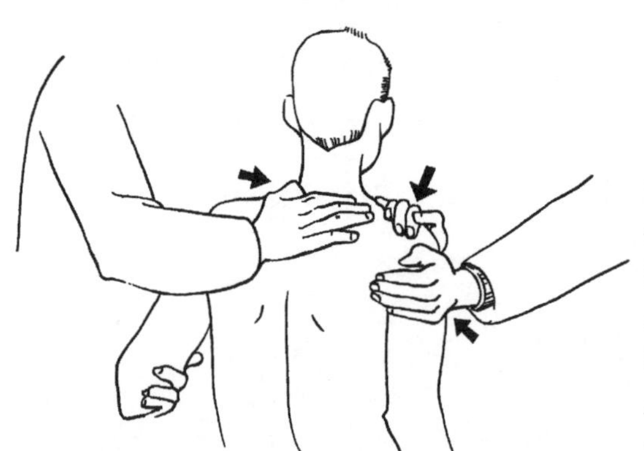

患側肘關節屈曲90°，術者一手托握肘臂，另手壓在肩胛上，助手固定對側肩。術者向後拉屈肘的臂部，同時向前推肩胛骨，數次後頓挫一下。

圖8–1–2　肩胛骨錯位復位第2步

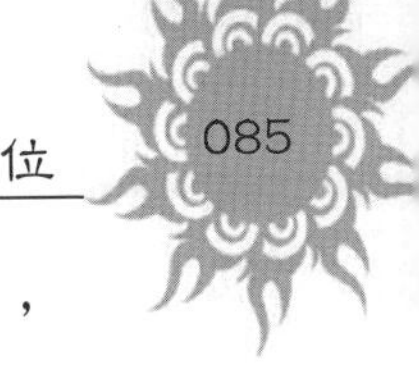

術後每日需遠紅外線治療，每次30分鐘，每日1次，10次為1個療程。

四、討　論

1. 肩胛胸壁關節解剖特點

其為特殊的關節，並不具備一般關節的結構，應該說是所謂的關節，主要由肌肉維持其平衡。一旦肌肉損傷或勞損，發生肌肉鬆弛無力或痙攣緊縮，便破壞了原有的平衡，使肩胛骨位置錯移及運動失常。

如前鋸肌鬆弛可導致肩胛骨與胸壁間距離略微增寬，痙攣使肩胛下角旋前受限；斜方肌上部纖維鬆弛可導致肩胛骨外展與上旋不能到位，痙攣則使肩胛骨內收和下旋受限。

2. 與肩胛骨周圍肌肉損傷、勞損相鑒別

內側大小菱形肌及外側大小圓肌的損傷與勞損和本病有類似症狀，但疼痛的部位和對肩胛骨的影響是可以鑒別的。岡上下肌疼痛比較多見，壓痛點位於肩胛岡上下窩內；肩胛提肌勞損、炎症等引起疼痛，位於肩胛內上角，痛點單一，與本病表現不同。

3. 復位不能一次完成

肩胛胸壁關節解剖與錯位發生機制不同於一般關節，一般關節復位只是兩骨端恢復正常位置即可，而肩胛胸壁關節復位可解除肌肉、筋膜的痙攣或鬆弛，恢復原來的平衡，需要多次重定方能解除肌肉、筋膜病變，逐漸達到原有平衡，症狀方能消除，恢復正常。

第二節　肩胛骨脫位

一、臨床表現與診斷

肩胛背側曾受暴力撞擊，肩胛骨向外移位，下角外旋有時嵌入肋間。

患側後背劇烈疼痛，表現在肩胛骨上下方，可放射到頸部、枕部、三頭肌上方、三角肌止點，環繞前胸、前臂內側直達手部，引起麻木或針刺感。肩關節上舉、外展時疼痛加重（圖8-2-1）。

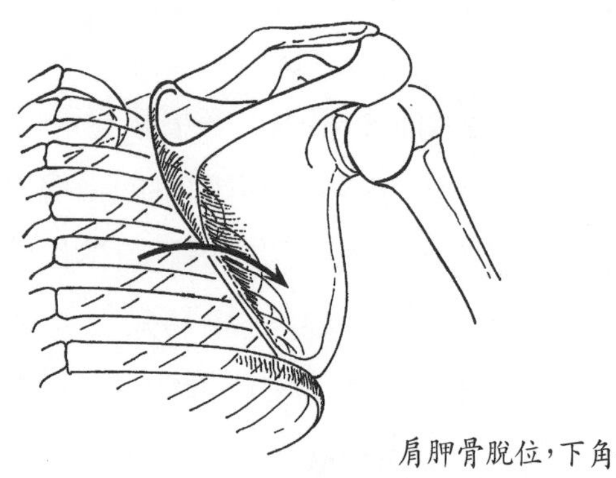

肩胛骨脫位，下角嵌入肋間。

圖8-2-1　肩胛骨脫位

二、手法復位

患者俯臥位，助手立於患者頭側，牽拉患側上肢過度外展，行持續牽引。術者握肩胛骨的腋緣，將其前旋，然後推肩胛骨背側，即可復位（圖8-2-2）。

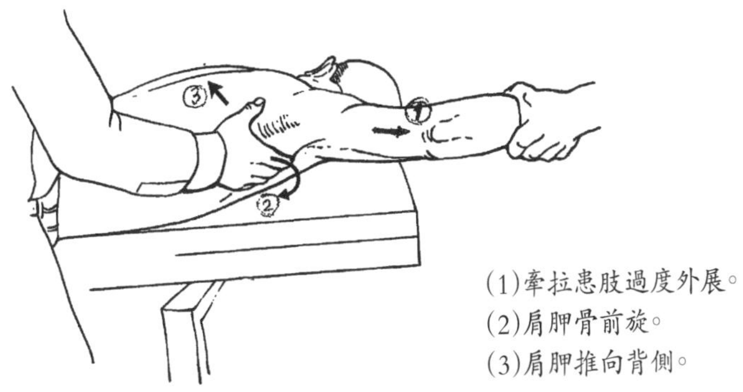

(1)牽拉患肢過度外展。
(2)肩胛骨前旋。
(3)肩胛推向背側。

圖8-2-2　肩胛骨脫位手法治療

三、復位後固定

以寬膠布經胸前、上臂外上方，經患側肩胛骨，繞過背部至對側肩前固定之。腋下置棉墊，膠布經過處塗松節油。前臂做頸腕懸吊，維持2～3週。

第三節　胸鎖關節錯位

胸鎖關節由鎖骨的胸骨關節面與胸骨柄的鎖骨切跡和第一肋軟骨構成。關節囊前後壁較薄，上下壁略厚。有4條韌帶（胸鎖前、後韌帶，鎖骨間韌帶，肋鎖韌帶），加強關節囊，限制和穩定胸鎖關節。

向上運動主要受肋鎖韌帶和關節囊下部限制，向下運動主要受鎖骨間韌帶和胸鎖前後韌帶限制；向前運動主要受胸鎖前韌帶和肋鎖韌帶後層的限制；向後則受胸鎖後韌帶和肋鎖韌帶前層限制。不同方向的外力，損傷不同韌帶，會出現相應方向的胸鎖關節移位。

一、病因與發病機制

當鎖骨肩峰端上舉時，外力沿鎖骨胸端矢狀軸作用肋鎖韌帶及關節囊下部受累，使鎖骨胸端向上錯位；當鎖骨肩峰端下移時，鎖骨間韌帶和胸鎖前、後韌帶受傷，向下錯位；外力沿胸骨鎖骨切跡垂直軸作用時，胸鎖前韌帶和肋鎖韌帶的後層損傷，鎖骨胸端向前移位；若胸鎖後韌帶和肋鎖韌帶前層損傷時，向後移位（圖8–3–1）。

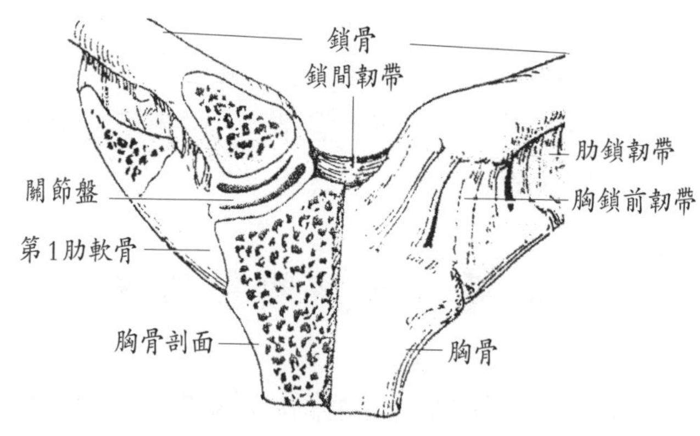

圖8–3–1　胸鎖關節示意圖

二、臨床表現與診斷

（1）肩部受強烈向下、向後外力傷害，或長期從事拉、挑、扛體力勞動等病史。

（2）自覺胸骨上端不同程度疼痛，肩部活動、擴胸

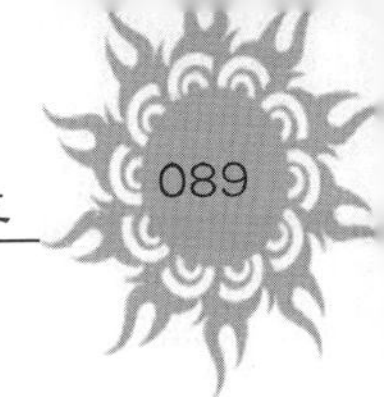

運動、深呼吸時疼痛加重。

（3）鎖骨胸端與對側對比向上、向下或向前、向後位置改變，且無壓痛。急性期略腫脹。

（4）X光前後位片可見胸鎖關節間隙改變，如變形、增寬等。與對側對比鎖骨有移位。由於損傷程度不同改變也異同，輕微移位者改變不明顯。

三、手法復位

1. 拉肩復位法

患者坐矮凳上，術者立於其背側，雙手固定雙肩外側，以一膝蓋頂住患者背上部（相當於胸3），膝頂手拉對抗用力，反覆幾次後頓挫一下，鎖骨胸端位置恢復正常，即已復位（圖8-3-2）。

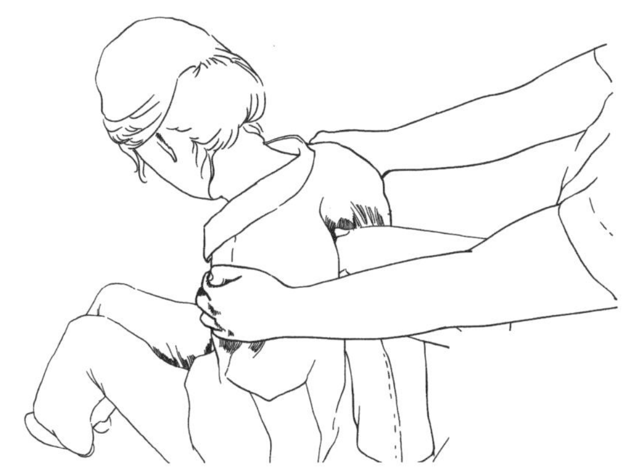

（1）患者坐矮凳上，術者立其身後。

（2）術者以膝蓋頂住上背部。

（3）雙手拉握雙肩。

（4）膝頂手拉同時用力即復位。

圖8-3-2　胸鎖關節錯位拉肩復位法

2. 壓肩復位法

患者仰臥位，沿上胸椎墊一圓枕。術者立於床頭，面

對患者，以雙手分別壓在患者雙肩外側，適度用力下壓，連續操作幾次，當患者放鬆時，頓挫一下，如鎖骨胸端位置回復正常，兩側一致，即已復位（圖8-3-3）。

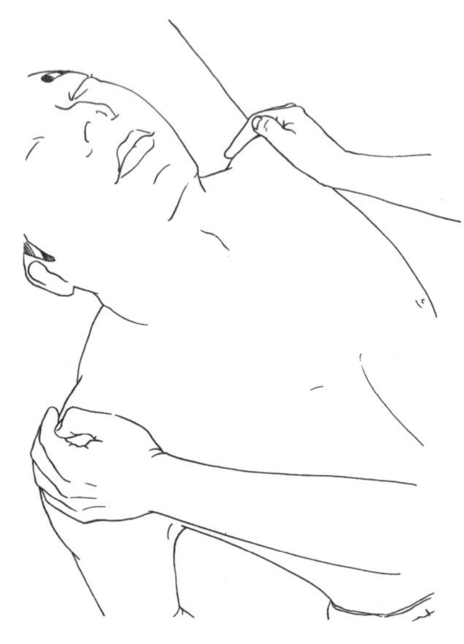

(1)患者仰臥，沿上胸椎墊一圓枕。

(2)術者雙手下壓雙肩連續幾次，當放鬆時，頓挫一下。

(3)鎖骨胸端復位，並可聞「咔」聲。

圖8-3-3　胸鎖關節錯位壓肩復位法

3. 抬肩復位法（*以右側為例*）

患者端坐，助手在背後以膝頂其背部，雙手固定雙肩並朝後牽拉。術者立於患肩前側，囑患者前臂搭於術者左肩背，術者屈肘頂抵患者腋下，以拇、食指捏定患者鎖骨胸端，右手按在胸鎖關節上。

首先輕柔地前後活動患肩，範圍逐漸加大，待完全放鬆時，突然最大限度地頓挫一下。然後再上下活動患肩，並最大限度地向上頓挫一下，再沿順、逆時針方向各旋轉

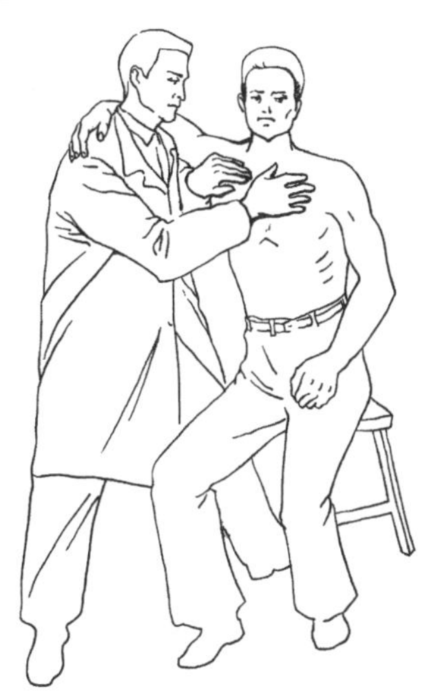

(1)患者端坐，助手背後膝頂背部，術者立患側前方。

(2)患側前臂搭術者肩背部，術者屈肘抵頂患腋下，以拇、食指捏定鎖骨胸端，另手按在胸鎖關節上。

(3)前後活動患肩，逐漸加大幅度，最後頓挫一下。

(4)然後上下活動患肩，最後向上頓挫一下，再順、逆時針各旋轉數次，即復位。

圖8-3-4　抬肩復位法治療胸鎖關節錯位

數次。鎖骨復位，胸鎖關節平復（圖8-3-4）。

四、討論復位機理

無論是拉肩、壓肩，還是抬肩旋轉等方法，都是首先充分擴大關節間隙，消除阻抗，利用槓桿原理，以較小力量充分活動鎖骨胸端及其關節盤，鬆解絞鎖，以利復原。

最後的頓挫是以爆發力鬆解絞鎖，其作用比單純被動活動要強。但力度要適當，之後要立即放開。

第四節　胸鎖關節脫位、半脫位

鎖骨膨大的內端與胸骨柄切跡的關節面構成胸鎖關節，屬微動關節。之間的軟骨盤彌補了關節的不協調，緩衝由鎖骨縱軸傳遞的應力，其關節囊和胸鎖前後韌帶及鎖骨間韌帶維持了關節的穩定性。

一、病因與發病機制

當外力作用於肩部，由第一肋骨為支點的槓桿作用，肩部急劇地向後向下用力，引起鎖骨內端向上、向前突出，造成前脫位，偶爾向上脫位。脫位時，關節囊、胸鎖韌帶及肋鎖韌帶完全斷裂，如肋鎖韌帶未完全斷裂為半脫位。直接暴力，如車禍，直接衝擊鎖骨的胸端，使其向後向下脫位，形成胸鎖關節後脫位，可造成嚴重後果。

經常勞作和鎖骨運動過度外展，使胸鎖關節慢性勞損，關節鬆弛，形成慢性勞損性脫位，一般前脫位和上脫位較多見（圖8-4-1）。

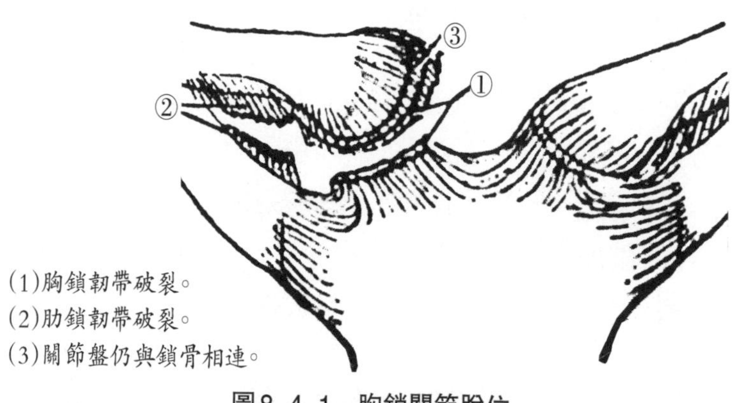

圖8-4-1　胸鎖關節脫位

二、臨床表現與診斷

肩部或胸部有明顯的外傷史，胸鎖關節腫脹、疼痛，

可見瘀斑，胸鎖關節隆起或凹陷，兩側不對稱，患側肩下垂，肩肱關節功能障礙。前脫位和上脫位，鎖骨胸端隆起明顯，肩關節運動受限，以健側手托患側肘臂，以減輕上肢下垂引起的疼痛。

半脫位鎖骨胸端輕度隆起，腫脹不十分明顯，但局部有壓痛，肩後伸可引起胸鎖關節疼痛，肩肱關節功能無明顯障礙。

胸鎖關節後脫位，局部疼痛明顯，胸鎖關節凹陷，嚴重者壓迫氣管、血管和食道，可出現呼吸困難或窒息，胸部緊縮感，吞咽困難，頸靜脈充血，患側上肢血循環受累，甚至休克。

三、復位治療

雖然胸鎖韌帶已破裂，關節盤自其附著處破裂分離，但仍與鎖骨相連，手法復位並不困難。如關節盤的游離部分自行疊起，並位於關節面中間，這時只能手術治療。

手法復位

患者端坐矮凳上，術者位於身後，以一膝頂其後背肩胛間，雙手向上向後拉雙肩，直至鎖骨胸端歸位，保持重定模式，準備上後「8」字石膏繃帶。

首先在患者雙腋下加棉墊，然後以3cm寬石膏繃帶自後方開始繞過肩部前方，經由腋窩，繞過肩頂，橫過背部，達於對側肩頂部，通過對側腋窩，繞至肩部後方，再過背部，回到患側肩頂部，繞10～12圈，繃帶通過腋窩時將帶拉緊，以維持向上向後的狀態（圖8-4-2）。

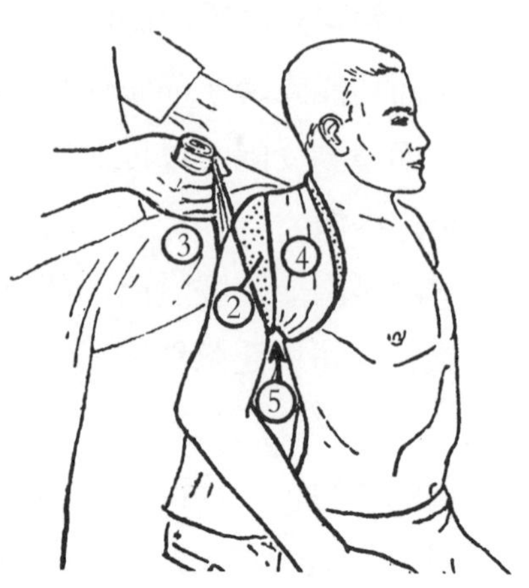

圖8-4-2(1)　胸鎖關節脫位復位後「8」字石膏固定

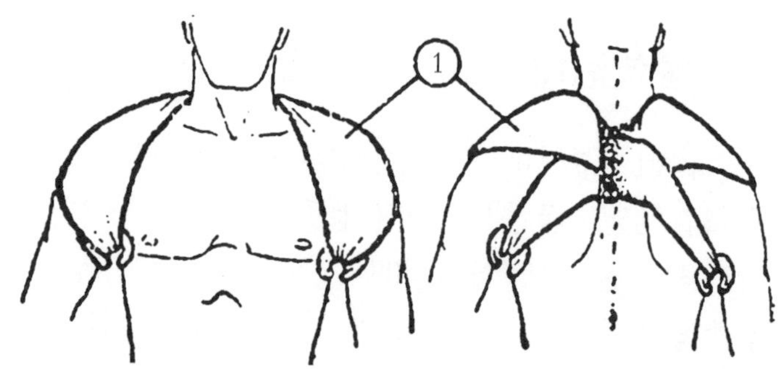

圖8-4-2(2)　胸鎖關節脫位後「8」字石膏固定

上好「8」字繃帶後，囑患者仰臥，雙肩胛間放沙袋，雙臂放於兩側。術者用力壓迫雙肩使其向上向後保持壓力，直至石膏凝固為止。

四、術後處理

（1）觀察上肢血循環，如肢體青紫，囑患者主動拉

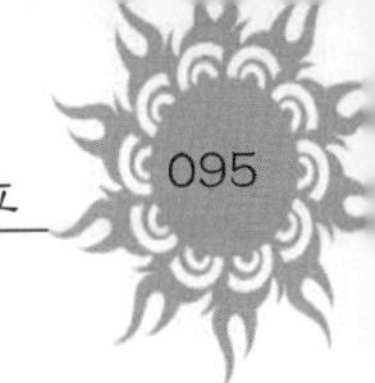

雙肩向後，雙上肢外展。

（2）允許患者自由使用上肢，尤其是在外展的位置。

（3）6週後拆除石膏繃帶。

第五節　肩鎖關節錯位

一、病因與發病機制

肩鎖關節是由肩胛骨肩峰關節面與鎖骨肩峰關節面構成。屬平面關節。由於兩關節面不相適應，關節軟骨較厚，關節囊鬆弛和出現關節盤等因素，可向各方向做輕微運動，如向上和向前後及旋轉運動。肩鎖韌帶和喙鎖韌帶限制過度活動，防止脫位和錯位。喙鎖韌帶的斜方韌帶防止鎖骨肩峰端前移，錐狀韌帶限制向後移動。

肩鎖關節是外傷與退行性疾病好發部位。輕度外傷僅有關節囊撕裂，鎖骨外端無明顯移位。損傷嚴重時，肩鎖韌帶及喙鎖韌帶均撕裂，鎖骨外端上翹，肩胛骨下垂，造成肩鎖關節全脫位。肩鎖關節損傷影響整個肩關節功能。肩外展開始90°無疼痛和阻礙，而後90°出現疼痛，表示肩鎖關節紊亂（圖8-5-1）。

二、臨床表現與診斷

（1）肩部有提、舉、抬重物或過勞史以及意外傷害史。

（2）肩經常隱隱作痛，活動時更為明顯。肩外展後半90°出現障礙和疼痛。

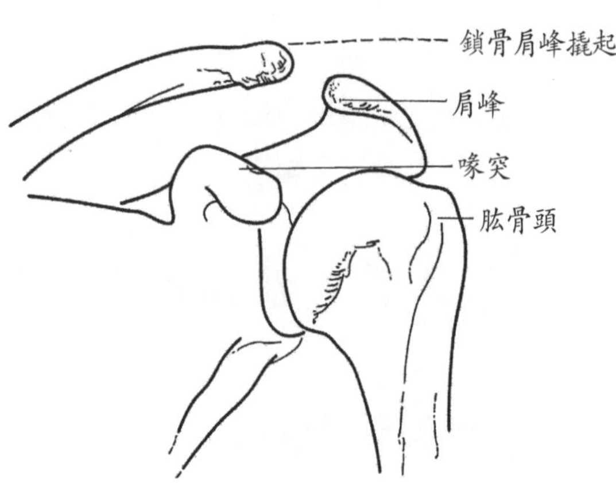

圖8-5-1　肩鎖關節錯位

（3）肩峰部位觸痛，鎖骨肩峰端移位，可向前或向後或向上。

（4）X光片改變不明顯。

三、手法復位

按鎖骨肩峰端位移方向不同，分別闡述（均以左側為例）。

（一）前錯位

患者坐位，術者立於背後，以左手握住患者左腕，屈肘、拉肩外展90°，以右手拇指置肩峰後緣，餘4指置鎖骨肩峰端前側，捏緊後，左手以肩關節為軸心，以上臂為軸，將前臂向上向後旋轉數次，當前臂達最高位時，突然用力向後頓挫一下，同時術者右手捏緊肩鎖關節，感到鎖骨外端向後移動，即已復位。

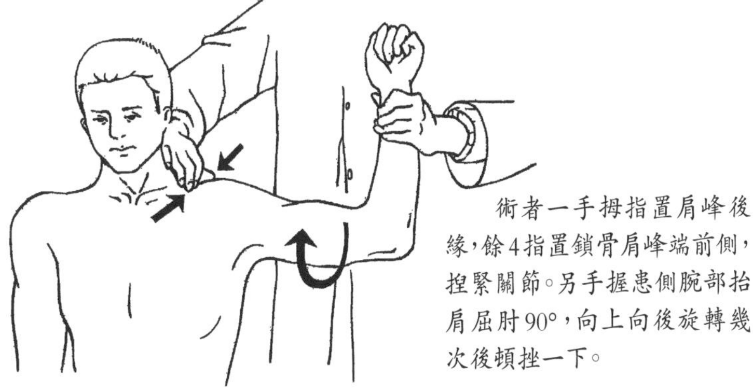

術者一手拇指置肩峰後緣，餘4指置鎖骨肩峰端前側，捏緊關節。另手握患側腕部抬肩屈肘90°，向上向後旋轉幾次後頓挫一下。

圖8-5-2　肩鎖關節前錯位手法復位

若一次未復位可重複幾次（圖8-5-2）。

(二)後錯位

患者坐位，術者面對患者而立，以左手拇指置患鎖骨肩峰端前面，另4指置肩峰後緣，右手握患者腕部，抬肩、屈肘至肘與肩等高，以肩關節為軸心，以上臂為軸，使前臂向前旋轉往返數次後，當肩部放鬆，捏緊肩鎖關節，突然向前頓挫一下，如術者左手下有移動感，即已復位（圖8-5-3）。

(三)上錯位

方法與前錯位相同。只是術者右手掌壓於鎖骨肩峰端，左手握患者腕部由最低點，經前面旋轉提至最高點，肩外展90°突然向上頓挫一下，與此同時右手掌加力下壓鎖骨肩峰端，即可復位（圖8-5-4）。

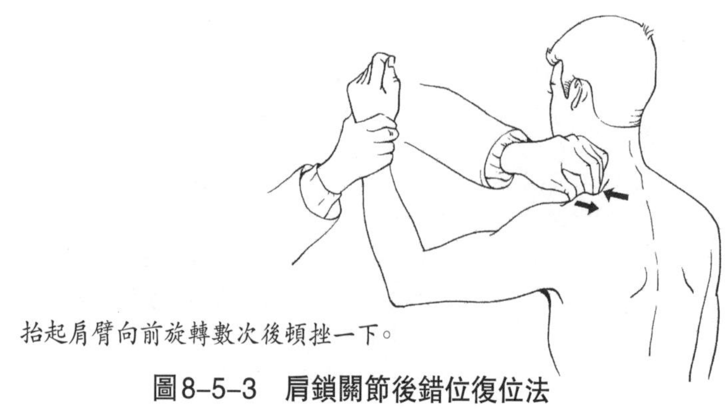

抬起肩臂向前旋轉數次後頓挫一下。

圖8-5-3　肩鎖關節後錯位復位法

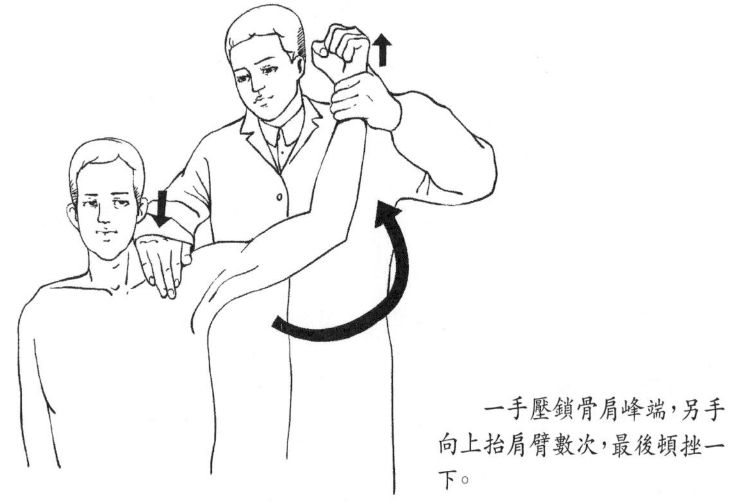

一手壓鎖骨肩峰端，另手向上抬肩臂數次，最後頓挫一下。

圖8-5-4　肩鎖上錯位復位法

(四)不明方向錯位

方法同前。只是術者右手按住鎖骨肩峰端，左手握腕做前方環形旋轉數次，再做後方環形旋轉數次，即可復位。

四、術後固定

固定方法　腋下放一棉墊，後錯位用寬膠布從肩胛岡經肩關節上面，從腋前繞過腋窩至腋後，再返回肩鎖關節，止於鎖骨中段。上錯位鎖骨肩峰端加一個低壓墊；前錯位從鎖骨中段貼起，經肩關節上面，從腋後繞腋窩到腋前，再返回肩鎖關節，止於肩胛岡。均固定1～2週。

五、討　論

1. 肩鎖關節解剖特點

肩鎖關節的肩胛骨肩峰關節面，是一個呈向上向內的卵圓形，而鎖骨肩峰端關節面向下向外，內外傾斜度較小，幾乎呈水平面。因此鎖骨肩峰端上錯位機率高，而無下錯位的可能；鎖骨肩峰端後側有斜方肌向後向上的牽拉，故後錯位亦較多，而前錯位機會很少（圖8-5-5）。

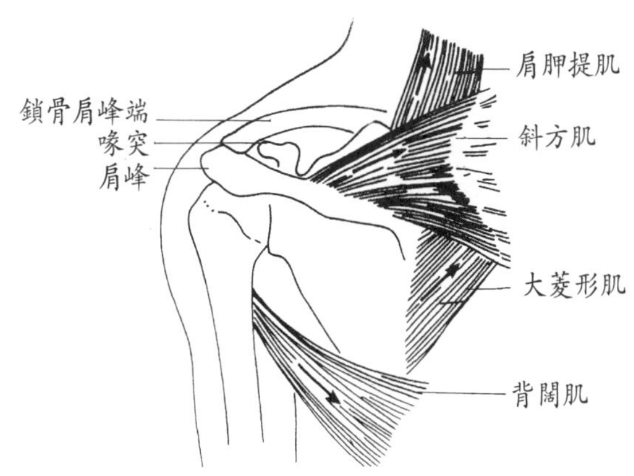

圖8-5-5　肩鎖關節示意圖

2. 復位機制

肩鎖關節在肩肱關節外展第二個90°以後，方參與活動。只有在參加活動時肩鎖關節處相對不穩定狀態，反而為重定關節創造了有利條件。

鎖骨遠端各種錯位，當被動特定活動時，在有利復位的瞬間，突然頓挫，同時捏壓肩鎖關節，二者合成的爆發力，促成了關節復位。

第六節　肩鎖關節脫位

一、病因與發病機制

強大暴力造成肩鎖韌帶和喙鎖韌帶完全斷裂，關節囊破裂，鎖骨外端完全脫離肩峰，稱肩鎖關節脫位（圖8-6-1）。

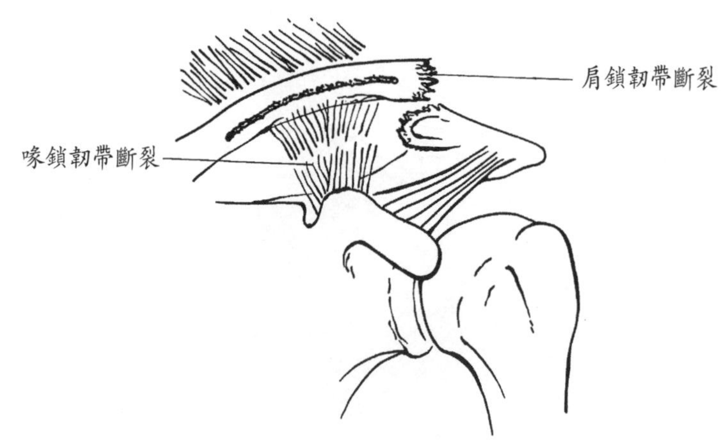

圖8-6-1　肩鎖關節脫位

二、臨床表現與診斷

（1）肩鎖韌帶與喙鎖韌帶明顯壓痛。

（2）鎖骨外端明顯翹起，肩部呈階梯狀畸形。

（3）X光前後位片顯示鎖骨外端移位，肩鎖和喙鎖間隙增寬。

三、手法復位

（1）術者一手置患肩上方，用力按壓鎖骨外端，另一手握持患側肘部向上托頂，使肩胛骨向上，即可復位。

（2）**膠布固定**　以寬膠布沿上臂縱軸，上下環繞鎖骨外端與肘關節，將鎖骨外端固定在原位，前臂頸腕懸吊，固定3～4週（圖8-6-2A）。

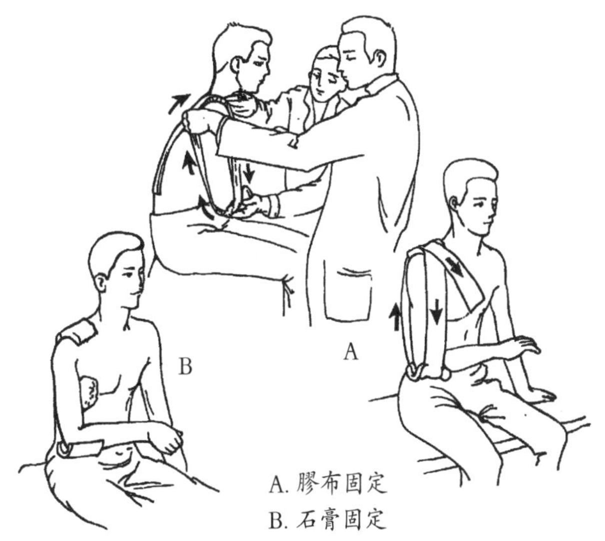

A. 膠布固定
B. 石膏固定

圖8-6-2　肩鎖關節脫位術後固定

（3）**石膏固定**　如膠布固定不理想，改為石膏固定。方法相同，著力處加棉墊，以防壓傷，前臂頸腕懸吊，固定4～6週（圖8-6-2B）。

（4）手法復位無效時，應手術治療。

第七節　肩肱關節脫位

一、病因與發病機制

肩肱關節是由肩胛骨關節盂與肱骨頭構成。關節盂與肱骨頭關節面不相稱，關節盂僅能容下肱骨頭的1/4～1/3，這種結構雖然能使肱骨頭有較大的運動幅度，但也使肩肱關節極不穩定。關節盂周緣的盂唇，增加了關節盂的深度和彈性，有利於關節運動穩定性和緩衝關節頭撞擊。肩肱關節由於運動幅度較大，關節囊鬆弛，仍然是全身最易脫位的關節，占50%以上。

關節囊上、下部分由岡上肌腱及肱三頭肌腱加強；前、後部分有岡下肌腱、小圓肌和肩胛下肌加強；而前下部只有盂肱韌帶中段覆蓋，最薄弱，因此，肱骨頭最易在此處脫出，故臨床上前脫位居多。前脫位分為盂下脫位、喙突下脫位、鎖骨下脫位和胸腔內脫位。

引起肩肱關節脫位病因有間接外力、直接外力。當身體側方跌倒，手掌著地，軀幹向一側傾斜，肱骨外展、外旋位，外力間接地從手掌傳達到肱骨頭，使其衝破關節囊的前壁和盂唇，為盂下脫位；再向前滑入喙突下凹造成喙突下脫位；外力繼續作用，肱骨頭推至鎖骨下部，便是鎖骨下脫位；若暴力過於強大，肱骨頭衝破肋間進入胸腔，形成胸腔內脫位（圖8-7-1）。

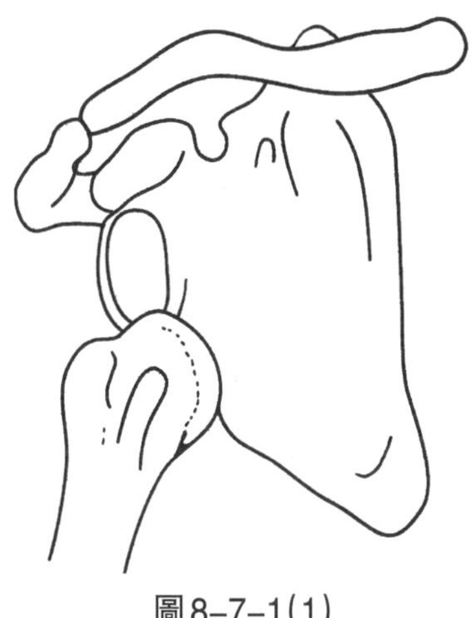

圖8-7-1(1)
肩肱關節盂下脫位

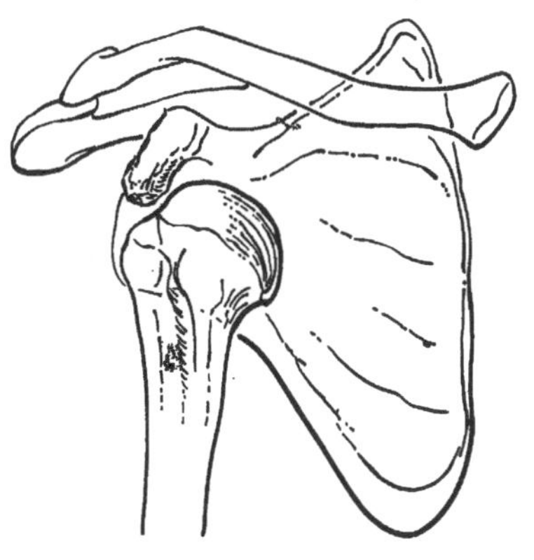

圖8-7-1(2)
肩肱關節喙突下脫位

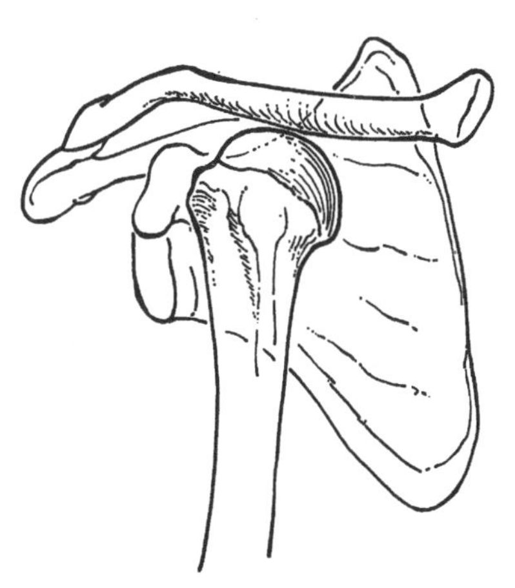

圖8-7-1(3)
肩肱關節鎖骨下脫位

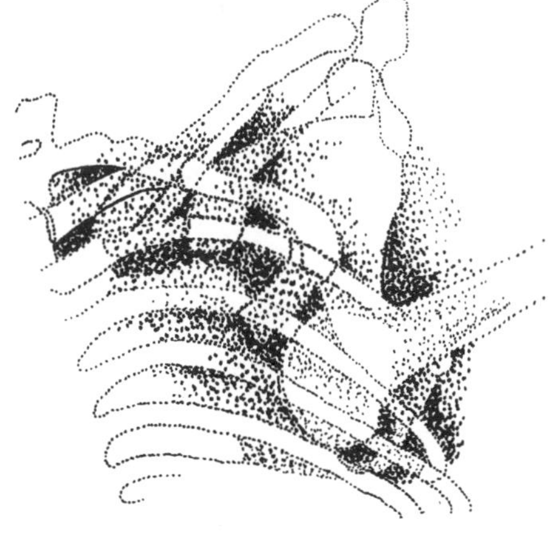

圖8-7-1(4)
肩肱關節胸腔內脫位

暴力直接打擊肱骨後部，致肱骨頭前脫位。當肱骨頭過度內旋肩關節前面受外力衝擊時，使肱骨頭向後衝破關節囊而造成後脫位。肱骨頭滑出關節盂後，停留在肩峰下或肩胛岡下。後脫位極為少見（圖8–7–2）。

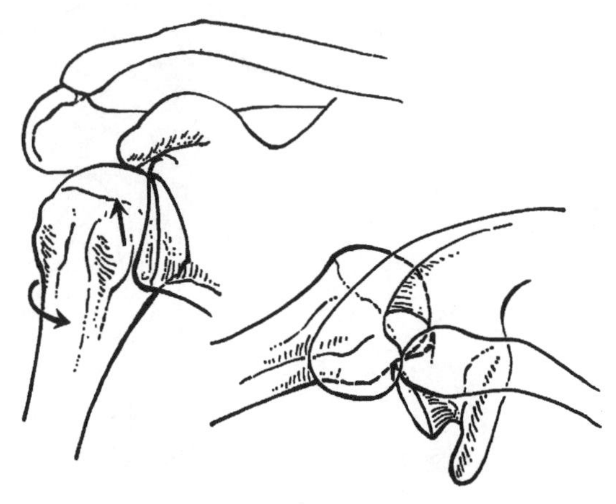

圖8–7–2　肩肱關節後脫位

二、臨床表現與診斷

（1）肩關節有受外力衝擊損傷史。

（2）前脫位呈典型方肩，肩峰下空虛，在喙突下、腋窩內或鎖骨下可觸及肱骨頭，肩峰、喙突、大結節類似等腰三角形關係改變，肩關節彈性固定外展20°～30°位置，功能喪失，搭肩（Dugas徵，即患手搭到健側肩時肘關節不能貼胸壁；或肘貼胸壁上，而手不能搭肩）試驗陽性。

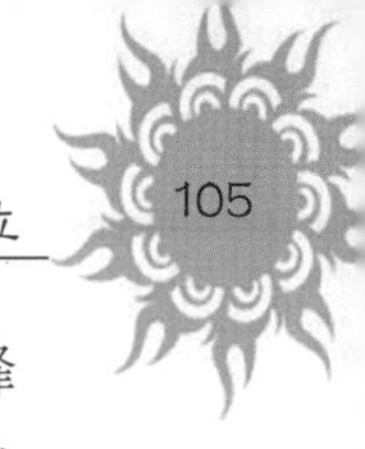

（3）後脫位上臂呈內旋前屈位，不典型方肩，肩峰突出，肩前空虛，肩後可觸及肱骨頭。搭肩試驗陰性。後脫位體徵不明顯容易誤診。

（4）X光可顯示肱骨頭所處位置，注意有無肱骨頭壓縮骨折及肱骨大結節撕脫骨折。肩肱關節脫位診斷並不困難。

三、手法復位

肩肱關節脫位，早期手法整復成功率很高，症狀輕者可不需麻醉，而脫位時間較長，肌肉痙攣明顯者，應在麻醉下進行。

（一）前脫位

1. 足蹬法

患者仰臥位，術者立於患者對面患側。雙手握患側腕部，以同側足抵於腋窩內，肩外旋、稍外展位牽拉上臂，使肱骨頭緩緩拉出，同時抵腋下之足輕輕向外撥離，順勢內收、內旋，將肱骨頭送入關節盂內，當有肱骨頭滑入盂內且聞到復位聲時，即復位成功（圖8–7–3）。本法方便易行，效果比較可靠。

2. 牽引推拿法

患者仰臥位，一助手用寬布帶繞過胸背向健側牽拉；另一助手用寬布帶通過腋下套住患肩，向上向外牽引，第三助手握患側腕部向下牽引，同時外旋、內收。三個助手同時緩緩持續牽引，術者以拇指由前上方向下方將肱骨頭

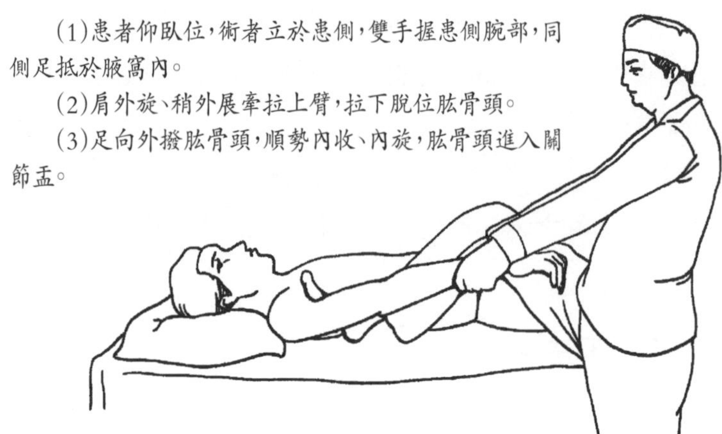

圖8–7–3　肩肱前脫位足蹬法復位

推向關節盂，當肱骨頭進入關節盂，可聞復位聲，即復位成功（圖8–7–4）。此法安全可靠。

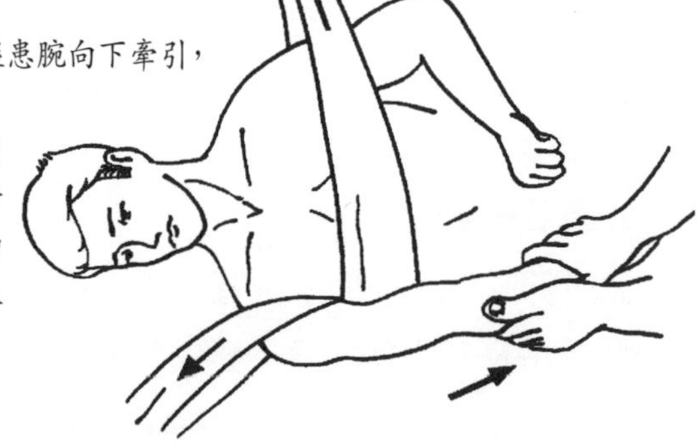

圖8–7–4　肩肱關節前脫位牽引推拿法復位

3. 拉伸法

患者取坐位，第一助手在健側，兩手環抱胸背，第二助手握患側肘、腕部，向下牽引，並外展、外旋患肢，逐漸用力，持續片刻。

術者立於患肩外側，以兩拇指壓肩峰，餘4指伸入腋下，在助手對抗牽引下，將肱骨頭向外下方拖拉，接近關節盂時患肢內收、內旋，將肱骨頭送回關節盂內（圖8-7-5）。此法類似牽引推拿法，比較安全可靠。

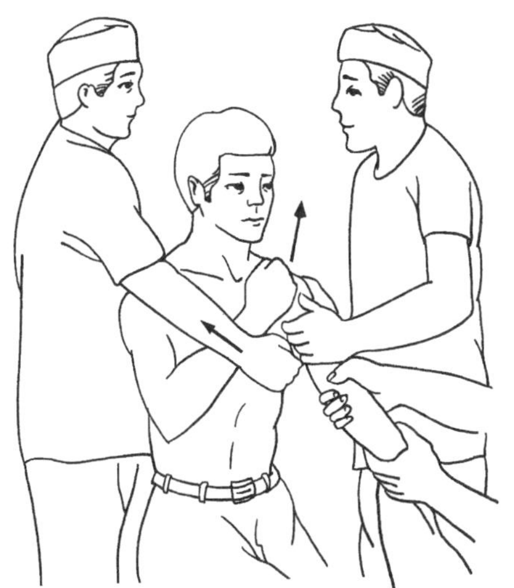

(1)患者取坐位。

(2)第一助手在健側環抱胸背。

(3)第二助手握肘腕向下牽引外展、外旋。

(4)術者兩拇指壓肩峰，餘4指伸入腋下，在助手牽引下，將肱骨頭向外下方拖拉入關節盂。

圖8-7-5　肩肱關節前脫位拉伸法復位

4. 懸吊法

患者俯臥床邊，患肢懸垂床旁，腕部繫牽引布帶掛5～10kg重物，持續15分鐘左右，肩部肌肉鬆弛，肱骨頭自然復位。有時需術者幫助內收患肩或從腋下向外上方推

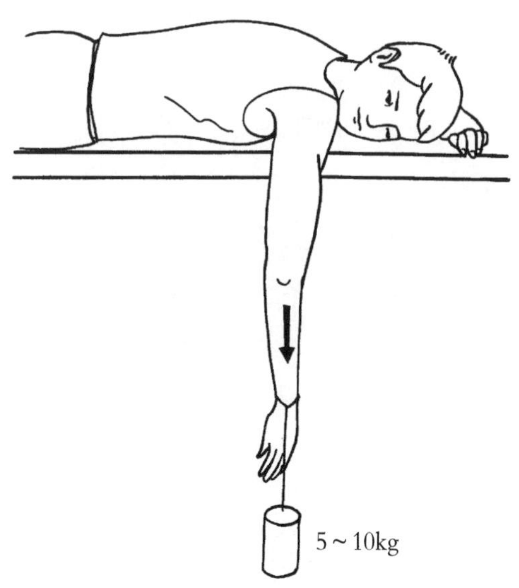

圖8–7–6　肩肱關節前脫位懸吊法復位

肱骨頭，內旋上臂，肱骨頭即可復位（圖8–7–6）。此法適用老年體弱者。

5. 四步（Kochey）法

原理是借助槓桿作用，將脫位肱骨頭迴旋至關節盂內。患者取坐位，肘關節屈曲90°，術者立於其對面，一手執患側腕部，另手執肘。

第1步，沿上臂縱軸輕度向外方牽引。在持續牽引下進行。第2步，柔和輕巧地外旋上臂，直到外旋80°為止。第3步，在上臂外旋時，將肘部向前移近軀幹中線。第4步，內旋上臂並將手放到對側肩上（圖8–7–7）。

四步法動作要輕柔，毋需暴力，否則易造成肩袖撕裂、腋神經損傷、肱骨幹骨折。

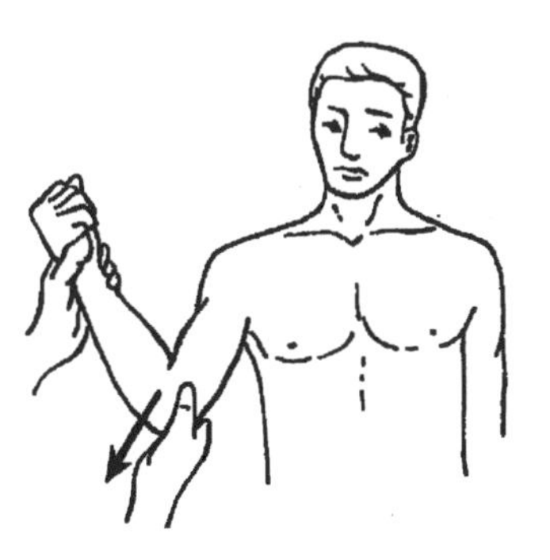

(1)上臂向外持續牽引

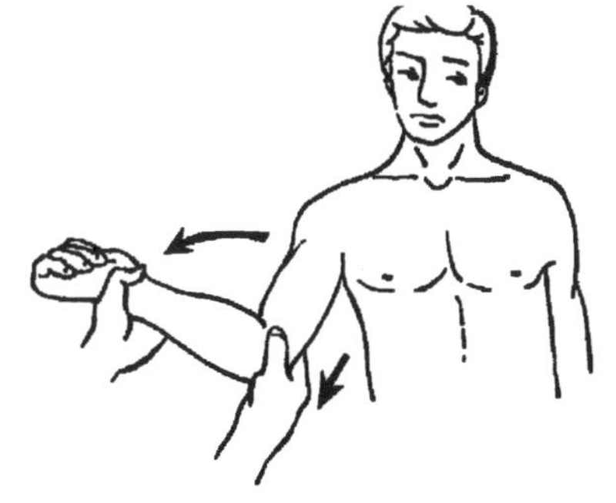

(2)上臂外旋80°

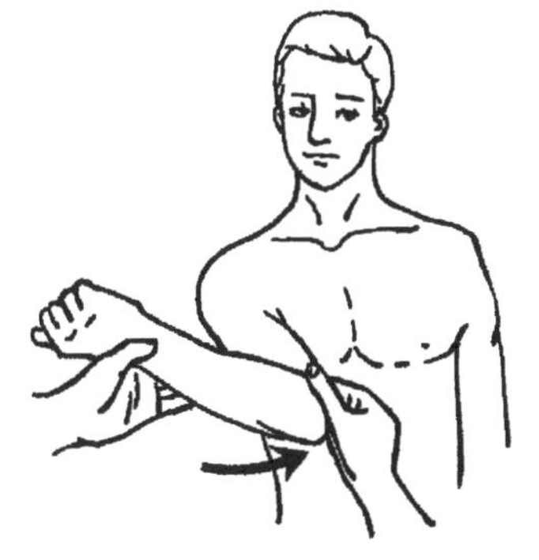

(3)肘關節移向軀幹中線

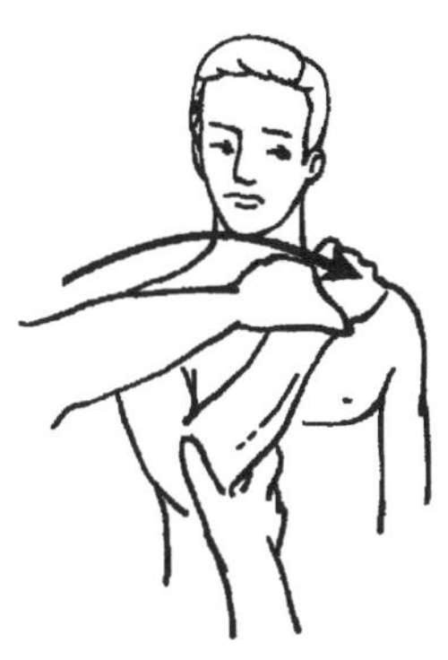

(4)內旋上臂，手放健肩

圖8-7-7　肩肱關節前脫位四步法復位

6. 膝頂復位法（以左側脫位為例）

患者坐於凳上，術者立於其患側，患臂外展80°～90°，攔腰繞過術者身後，術者以左手握其腕部，貼近左髖上，右手掌握患肩峰，右膝屈曲頂於患者腋窩。在右膝頂、右手推、左手拉的同時右轉身，徐徐用力，然後在右膝抵肱骨頭時向上猛頂，即可復位（圖8-7-8）。

(1)患者坐凳上，患臂外展80°~90°，擱腰繞過術者身後，術者立患側，以左手握其腕部。

(2)術者右手握患肩峰，右膝屈曲頂腋窩。

(3)右膝頂、右手推、左手拉的同時，術者右轉身，徐徐用力，即可復位。

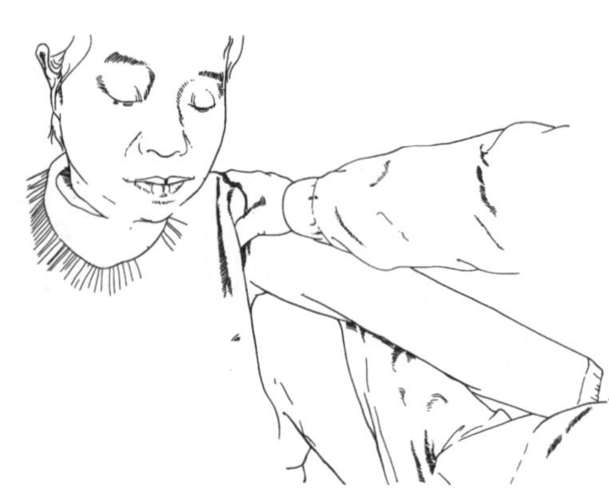

圖8–7–8　肩肱關節前脫位膝頂復位

7. 椅背復位法

患者坐靠背椅上，患肢置椅背外側，腋下放置軟墊，保護腋下神經、血管等軟組織。助手扶持患者和椅背，術者握住患肢，先緩緩外展、外旋，同時向下牽引，再慢慢內收下垂患肢，最後內旋屈肘，即可復位（圖8–7–9）。

(1)患者坐靠背椅上，患肢置椅背外側腋下置墊。

(2)術者向下牽引，同時外展、外旋，再慢慢內收下垂患肢。

(3)最後內旋屈肘，即可復位。

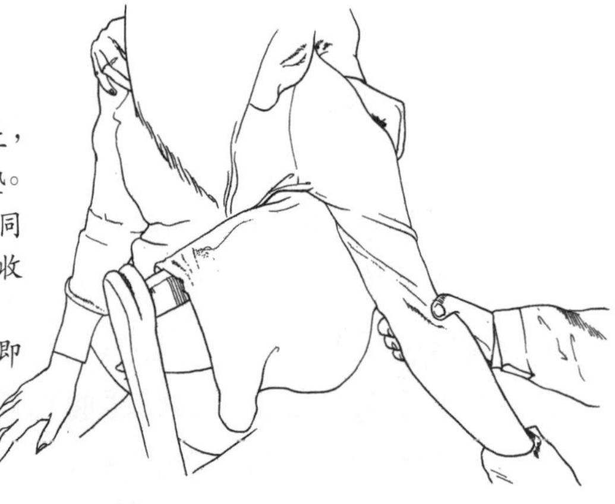

圖8–7–9(1)　肩肱關節前脫位椅背復位法

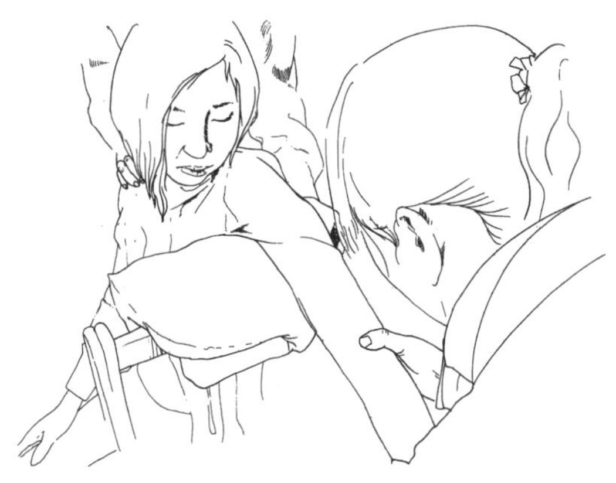

圖8-7-9(2) 肩肱關節前脫位椅背復位法

8. 陳舊性肩肱關節前脫位手法復位

陳舊性脫位，復位較困難，易發生肩袖撕裂、臂叢神經、腋動靜脈損傷、肱骨外科頸骨折等次生性併發症。

嚴格掌握適應證：

（1）脫位時間在4週左右。

（2）年輕力壯、無其他疾病者。

（3）無明顯骨質疏鬆者。

（4）肩關節有一定的活動度。

（5）無骨折和神經、血管損傷併發症者。

（6）X光顯示無關節內外骨化肌炎。

術前準備：肩外展位尺骨鷹嘴骨牽引1～2週。兒童皮牽引。

（1）**鬆解復位法**　若脫位時間短，肩關節活動輕微受限，短時間牽引肱骨頭即到關節盂附近，在麻醉下，術者一手握肘，一手握腕，持續牽引，做肩關節各向被動活

動，用力適當，手法輕柔，活動範圍逐漸增大，以達到鬆解粘連，鬆弛肌痙攣，耐心細緻，經1～2小時手法可以復位。如不能復位可用木棍作槓桿整復。

（2）**臥位木棍整復法**　全身麻醉，患者仰臥位，第一助手用布帶繞過胸背向健側徐徐牽引，第二助手一手扶住置患者腋下立棍（包棉墊），另手固定健側肩部，第三助手在握患腕牽引下外展120°左右，再徐徐內收，術者雙手握住肱骨頭，三個助手同時用力，利用立棍為支點，迫使肱骨頭復位（圖8-7-10）。

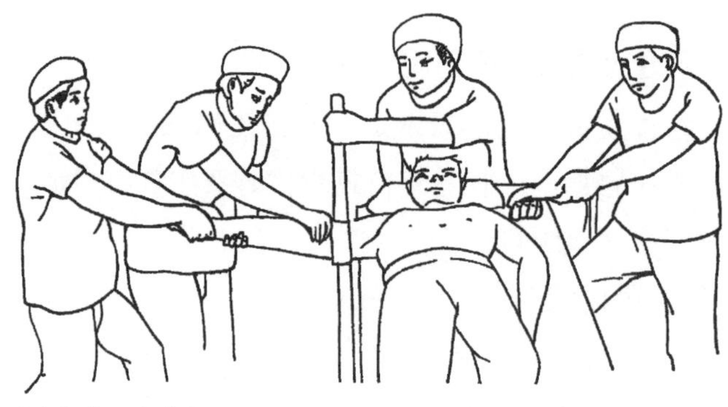

(1)全麻下患者仰臥位。
(2)第一助手用布帶繞胸背向健側徐徐牽引。
(3)第二助手扶住腋下立棍。
(4)第三助手握患腕牽引，外展120°再徐徐內收。
(5)術者雙手握肱骨頭，在三個助手同時牽引下，使肱骨頭復位。

圖8-7-10　陳舊性肩肱關節前脫位臥位槓桿復位法

（3）**立位木棍整復法**　臂叢麻醉或局麻下，患者取坐位，一根圓木棍（長1m、直徑3～4cm）置於腋下，加棉墊保護，第一、二助手分別前後抬高木棍，使肩關節抬

起為度，術者立於患肩外側，雙手拉上臂，外展45°，在持續牽引下逐漸搖轉，肱骨頭鬆動後徐徐外旋、內收患臂，利用木棍為支點，迫使肱骨頭復位（圖8-7-11）。

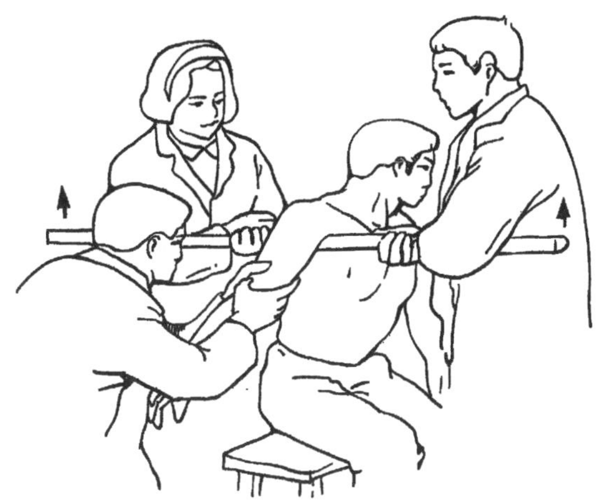

(1)臂叢麻醉下患者取坐位。

(2)一根圓木棍置患腋下，加棉墊保護，兩助手分前後抬高木棍，使肩關節抬起為度。

(3)術者雙手拉上臂外展45°，逐漸搖轉，肱骨頭鬆動徐徐外旋、內收，使肱骨頭復位。

圖8-7-11　陳舊性肩肱關節前脫位立位槓桿整復法

（二）後脫位

在適當麻醉下患者健側臥位，助手用一手壓肩胛骨固定之，另手拇指向前下推肱骨頭，術者雙手握患側腕部，沿肱骨縱軸輕輕牽引，並內旋上臂即復位（圖8-7-12）。

四、術後固定

（1）術後綁帶固定　腋下置一棉墊，肘關節屈曲60°～90°，頸腕懸吊。固定2～3週（圖8-7-13）。

（2）肩關節脫位術後固定　肩人字形石膏固定上臂於外展40°、後伸40°及適當外旋2～3週。

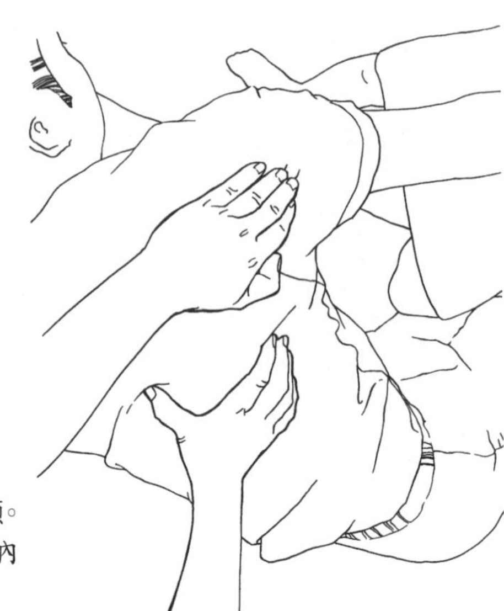

(1)助手一手固定肩胛骨。
(2)助手另手向前推肱骨頭。
(3)術者牽引上肢，並上臂內旋即復位。

圖8-7-12　肩肱關節後脫位復位

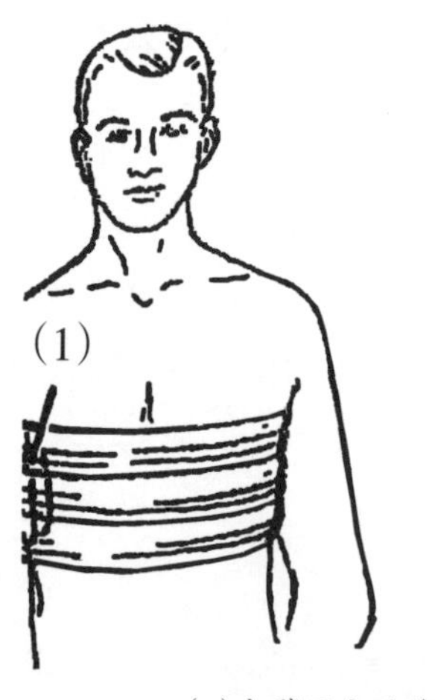

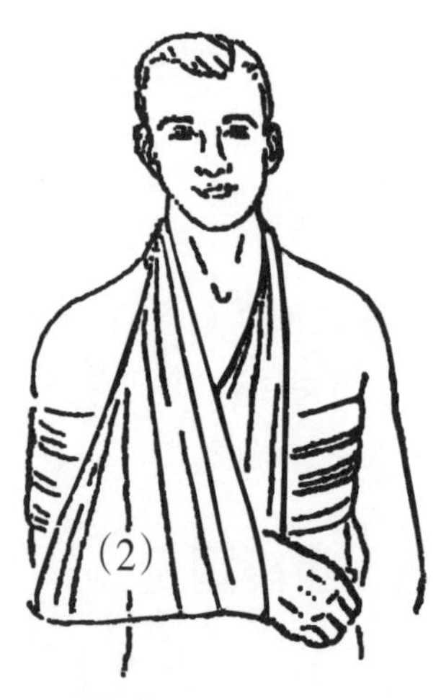

(1)上臂固定胸背上，腋下置棉墊。
(2)肘關節屈曲60°～90°頸腕懸吊。
(3)固定2～3週。

圖8-7-13　肩肱關節脫位復位後固定

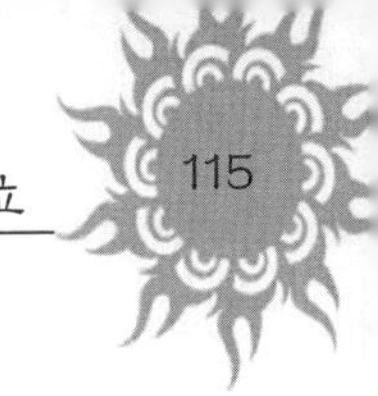

五、功能鍛鍊

固定期間應不斷加強腕、指活動，2～3週解除上臂固定，維持頸腕懸吊，開始肩屈伸活動，1週後去掉懸吊，練習肩關節各向運動，上舉、內收、外展、旋前、旋後等。避免被動牽拉、按摩，防止骨化肌炎發生。

六、討　論

（1）肩肱關節脫位的早期復位一般均能成功。由於肩袖肌在脫位時收縮或痙攣，使肱骨頭向上移位，所以沿肱骨縱軸牽引是復位的主要環節，只有當肱骨頭拉到肩盂水平，復位很容易完成。

（2）復位中肱骨頭的內外旋是肱骨頭進入肩盂的關鍵，也易發生肱骨幹骨折。因此動作要輕巧，要順勢而自然防止粗暴。

（3）復位發生困難的原因主要有：

①肩盂緣骨折片阻礙和嵌夾。

②肱二頭肌長頭滑脫阻礙復位。

③陳舊性脫位關節囊粘連；關節血腫機化；攣縮的肩胛下肌、背闊肌、大圓肌及胸大肌阻礙肱骨頭復位；大結節骨折畸形癒合，大量骨痂阻礙關節復位。

第八節　肩肱關節半脫位

由於外力力度不大，肩肱關節肱骨頭停留在關節盂上稱肩肱關節半脫位。關節盂相應部位受到損傷。

一、下移型肩肱關節半脫位

（一）病因與發病機制

肩肱關節受到外展、外旋、向下力的作用時，肱骨頭下移積壓關節盂下緣，又不能回復原位，關節盂下緣嵌夾在關節間，造成下移型半脫位（圖8-8-1）。

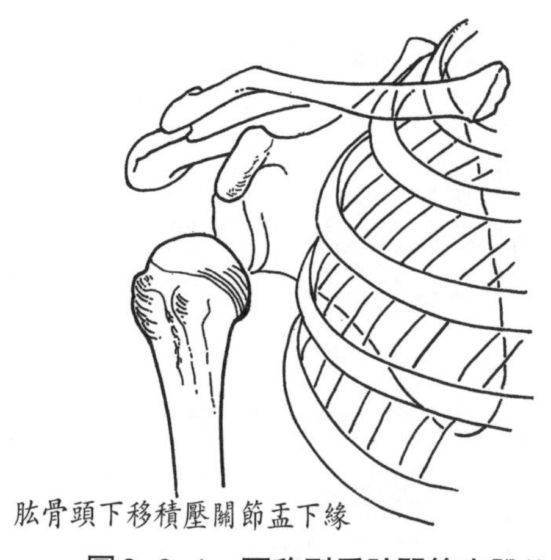

圖8-8-1　下移型肩肱關節半脫位

（二）臨床表現與診斷

（1）最常見者是提重物過猛，或有關節扭傷經歷。如打高爾夫、抽乒乓球等。

（2）肩部內收、內旋、外展運動均稍受限制並伴有疼痛。

（3）肩峰與大結節間隙比健側增寬，腋下關節盂緣壓痛。

（4）X光正位片顯示肱骨頭關節面在關節盂內的部分與關節盂前緣間隙增寬；肩峰下緣與肱骨頭上緣距離加大（與健側對比）。

（5）肱骨大結節、小結節以及肱二頭肌長短頭腱均無壓痛和異常改變。

（三）手法復位

患者取坐位，助手立於其健側，囑患者肘關節屈曲90°，腋下墊一小枕。術者立於患側，以一手掌下壓肩峰，另一手托頂肘關節向上，兩手對抗加壓同時內收、上舉、外旋肩關節，連做2～3次，如聞復位聲響，症狀消失或減輕，則復位成功（圖8-8-2）。

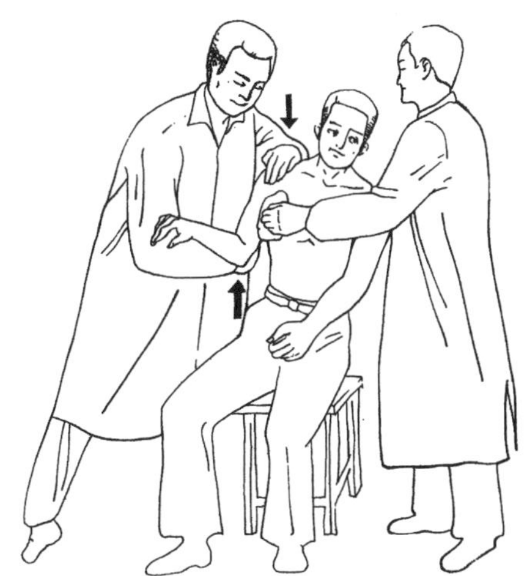

腋下置一小枕，術者一手下壓肩峰，另手托頂肘關節，兩手對抗加壓同時內收、上舉、外旋肩關節。

圖8-8-2　下移型肩肱關節半脫位手法復位

術後頸肘前臂懸吊1週，避免提拎重物。

二、滑膜嵌頓型肩肱關節半脫位

(一)病因與發病機制

肩肱關節囊纖維層甚為鬆弛，尤其是兒童。當兒童上肢高舉被牽拉時，或成年人肩關節扭轉、抻拉時，肩關節下方間隙突然張開，關節內負壓作用，將滑膜吸入一小部分，並嵌夾在關節間，造成嵌頓型錯位。

(二)臨床表現與診斷

（1）兒童手臂被牽拉過高病史。成年人有單、雙槓訓練損傷或肩部扭傷史。

（2）肩部稍活動即銳痛，活動明顯受限。小兒不能抬肩。

（3）X光片無明顯異常。

(三)手法治療

患者坐位，術者立於患側，面對患者，一手握住患肩，另手握患側腕部向下持續牽拉，做肩關節內收、上舉、外展、外旋、放下等連續動作，當聽到復位聲即復位成功（圖8-8-3）。

復位後頸前臂懸吊1週。

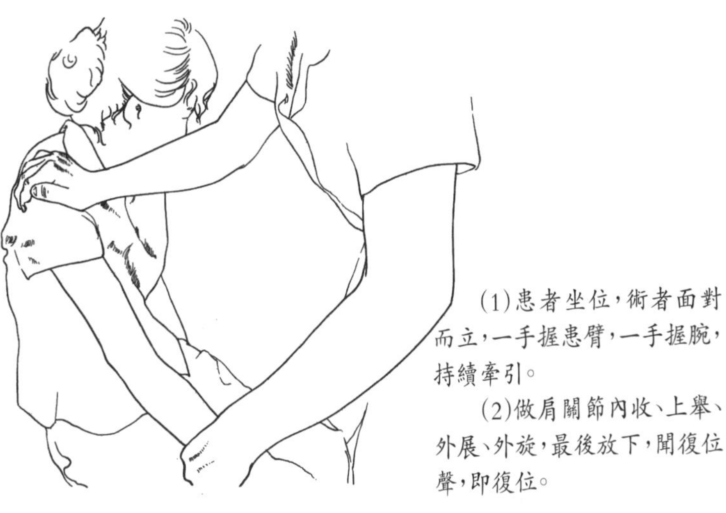

(1)患者坐位，術者面對而立，一手握患臂，一手握腕，持續牽引。

(2)做肩關節內收、上舉、外展、外旋，最後放下，聞復位聲，即復位。

圖8-8-3(1)　滑膜嵌頓型肩肱關節半脫位復位

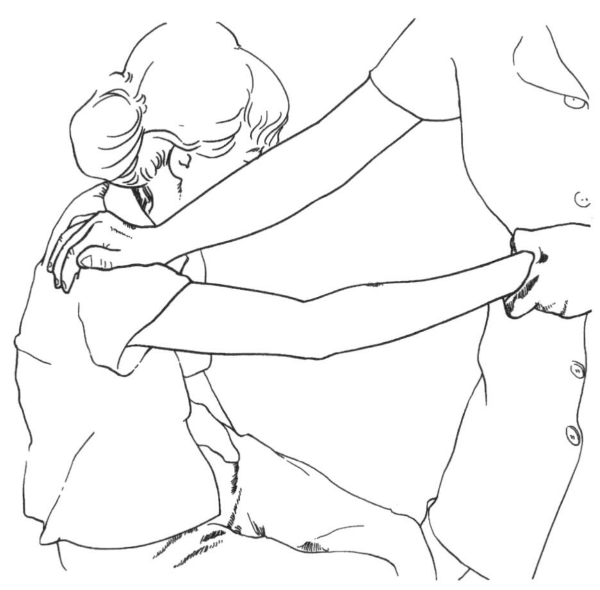

圖8-8-3(2)　滑膜嵌頓型肩肱關節半脫位復位

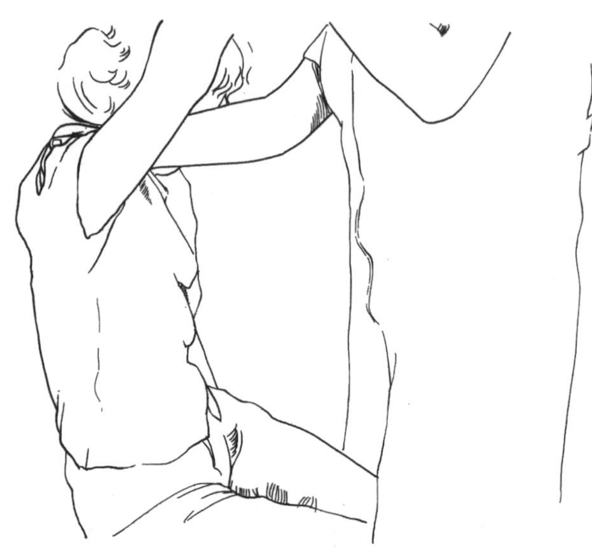

圖8-8-3(3)　滑膜嵌頓型肩肱關節半脫位復位

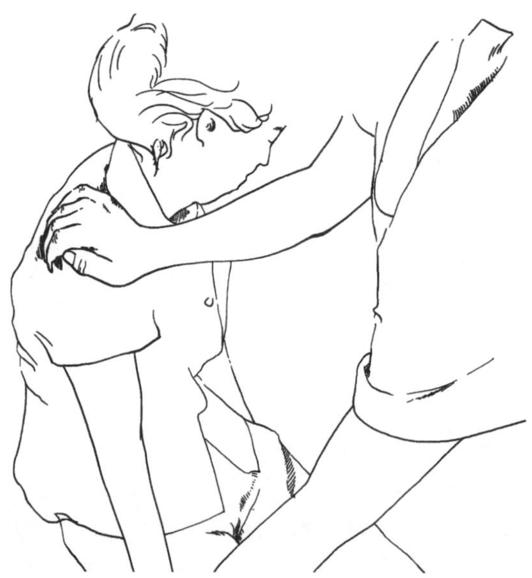

圖8-8-3(4)　滑膜嵌頓型肩肱關節半脫位復位

第 9 章

肘部關節脫位、半脫位、錯位

肘關節是個複合關節，為蝸狀關節，可做屈伸運動，包括肱尺關節、肱橈關節、尺橈關節。三個關節同處一個關節囊內，屬於複合關節。

肱橈關節屬球窩關節，肱尺關節屬屈戌關節，橈尺關節屬平面關節。由於它們解剖和活動的差異遭受外力作用時，會出現不同的脫位、半脫位和錯位。

第一節　肱尺關節錯位

一、病因與發病機制

肱尺關節是由肱骨滑車與尺骨滑車半月切跡構成。尺骨滑車切跡中有一條橫脊將其分為前後兩部，後部被一縱脊分成內、外側，呈中央高兩側低的斜坡狀。

當肘關節伸直時，肱骨滑車與尺骨滑車切跡後上部內側不接觸，肘關節屈曲時，與尺骨滑車切跡後上部外側亦不相接觸，而兩關節面的其他部分均相符合（圖9-1-1）。

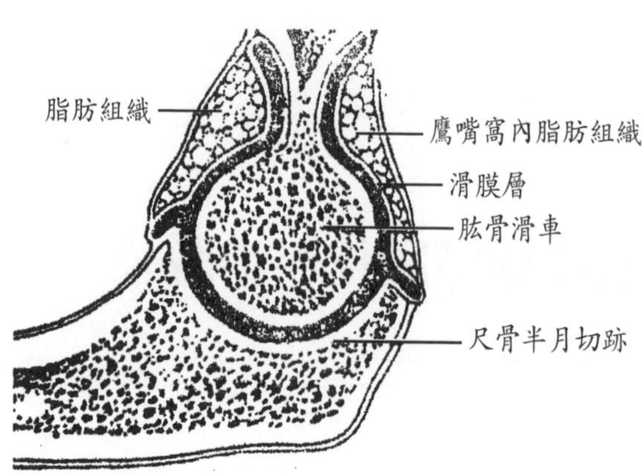

圖9-1-1 肘關節(矢狀切面)

當肘關節在伸直位或屈曲位，受到側方外力作用時，由於關節有不接觸部位而穩定性降低，使肱骨滑車沿縱脊向內側或向外側移位；當肘關節伸直位或過伸位受牽拉，或者屈曲位受到擠壓時，肱骨滑車滑向滑車切跡橫脊前方或後方移位，均造成肱尺關節錯位，由於錯位輕微，關節活動稍受限，症狀不明顯而易被誤診。

二、臨床表現與診斷

（1）肘關節有拉、伸、扭傷史或側方擠壓外傷史。

（2）肘窩有深在隱痛，痛點模糊，屈伸活動時疼痛明顯，可聞摩擦音，自覺關節內有澀滯感。

（3）肘窩尺側有壓痛，無腫脹，屈伸範圍略小於正常。被動屈伸出現疼痛。

（4）X光片無明顯改變。

三、手法復位

方法一

患者取坐位，助手雙手握上臂，術者面對而立，囑患肘屈曲，牽拉前臂近側，與助手對抗牽引，同時內、外旋轉；在保持對抗牽引狀態下，做外旋、屈曲至極度，再做內旋、伸直至極度；之後，在內旋位屈曲極致，隨之做外旋伸直。術中可聞及復位聲，症狀消失，復位即已完成（圖9-1-2）。

(1)患者取坐位，助手握上臂，術者面對。

(2)患肘屈曲，術者握前臂與助手對抗牽引同時內外旋轉。

(3)在保持牽引下，外旋屈曲至極致，再內旋伸直極致。

(4)最後，在內旋位屈曲極致，隨之外旋伸直即復位。

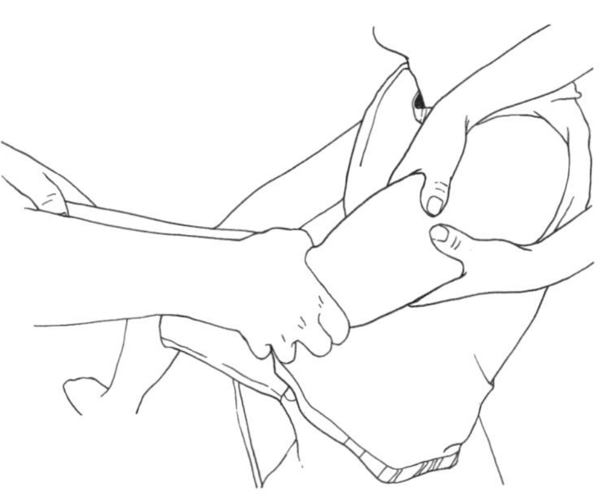

圖9-1-2　肱尺關節錯位旋轉復位

方法二

患者坐靠背椅上，患臂置椅背外側，腋窩放椅背上，腋下夾棉墊，屈肘90°。術者坐椅背側面矮凳上，雙手扣握前臂近端，囑患肘屈腕搭在術者肩上。首先沿上臂縱軸向下牽引，同時轉動前臂，在保持牽引下略外旋屈肘至極度，隨之內旋、伸直，之後略斜內側、屈肘至極度，隨之外旋伸直。最後伸直肘關節，過伸頓挫一下，繼而屈曲肘關節，復位即已完成（圖9–1–3）。

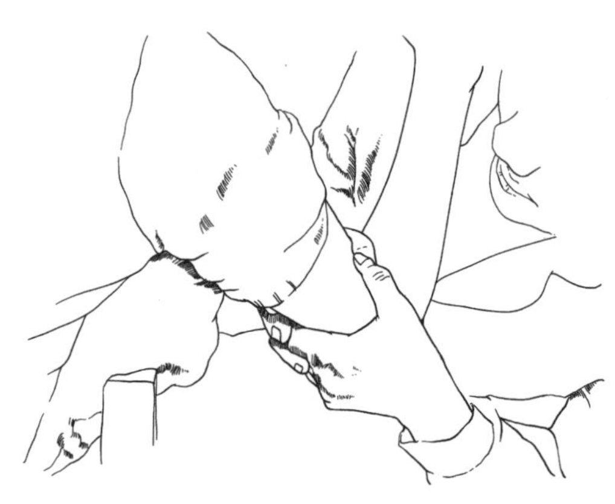

(1)患者坐靠背椅上，患臂置椅背外側，腋窩置椅背上，加墊，肘屈曲90°。

(2)術者雙手握前臂近端，患者腕搭術者肩上。

(3)沿上臂牽引，轉動前臂。

(4)保持牽引下，肘外旋至極，隨之內旋伸直，略內斜，屈肘至極，外旋伸直。

(5)最後伸直肘關節，過伸頓挫一下。

圖9–1–3　肱尺關節錯位椅背復位法

四、術後處理

術後避免肘關節過度活動，必要時做前臂頸腕懸吊1週。

五、討　論

復位機理 屈肘時肱骨滑車與尺骨滑車切跡垂直位，關節間隙最易拉開，這時內外傾斜屈伸肘關節，反覆扭動，便可使側方錯位復位。過伸時鷹嘴突頂開關節間隙，頓挫瞬間擴大關節間隙，立即放開，借肌肉猛烈收縮，將輕微前後錯位予以矯正。

第二節　肱尺關節滑膜嵌頓

一、病因與發病機制

肘關節關節囊纖維層前後較薄弱且鬆弛，滑膜層廣闊，覆蓋於纖維層內面、鷹嘴窩、冠突窩和橈骨頸，腔內滑膜皺襞分別位於肱橈部、肱尺部、鷹嘴窩和冠突窩。當肘關節過伸、過屈時，滑膜皺襞可能嵌夾在鷹嘴窩或冠突窩內。

二、臨床表現與診斷

（1）肘關節有過伸或過屈病史。

（2）肘關節不敢伸直或屈曲活動，否則，出現劇烈疼痛。

（3）嵌頓在肘關節後部呈屈曲狀態，鷹嘴窩內側壓痛，稍伸肘關節即疼痛劇烈。病程稍久，肱二頭肌緊張，呈痙攣狀態；若嵌頓在前面，肘關節呈伸直狀態，壓痛在冠突窩，稍屈曲即出現劇烈疼痛，肱二頭肌、旋前圓肌緊張，病程稍久肌肉呈痙攣狀態。

（4）X光片無明顯改變。

三、手法復位

（一）後嵌頓型

患者坐位，術者面對而立，持患者前臂上部，在肘關節屈曲位牽拉肘關節，與握其上臂助手做反牽引，持續1分鐘，牽引同時向外側傾斜屈曲肘關節，然後內旋伸直，最後伸屈數次，若滑膜嵌頓解除，症狀消失，伸屈自如，復位完成（圖9-2-1）。

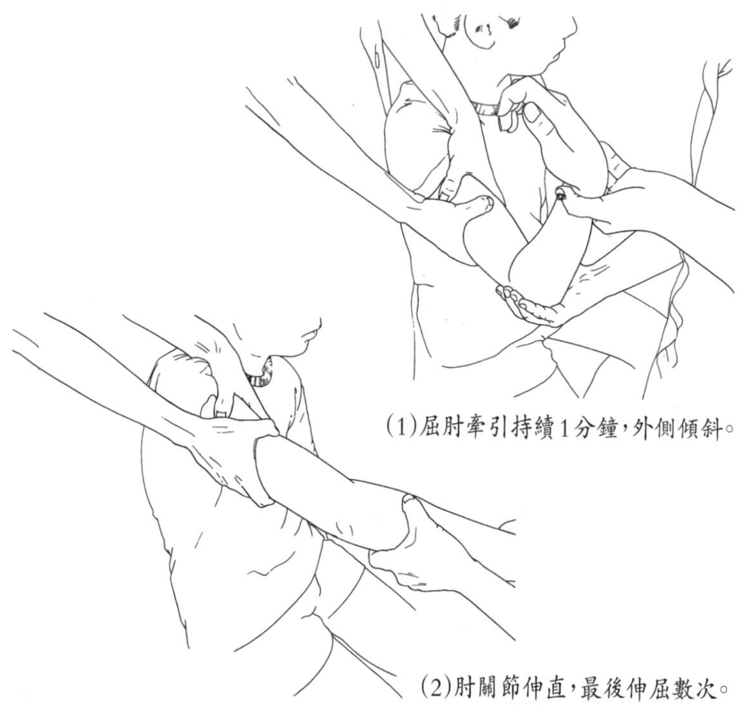

(1)屈肘牽引持續1分鐘，外側傾斜。

(2)肘關節伸直，最後伸屈數次。

圖9-2-1　肱尺關節滑膜後嵌頓復位

(二)前嵌頓型

患者坐位，術者與其面對，一手托握肱骨遠端，另手握腕，助手持上臂近端，肘關節在伸位做對抗牽引保持1分鐘，然後將前臂旋後，逐漸伸肘關節至極點，馬上屈曲

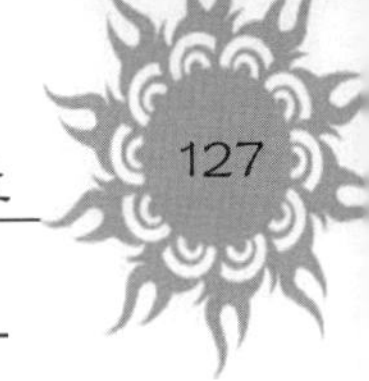

肘關節。當肘關節極度伸直時，一般嵌頓便解除（圖9-2-2）。

術後疼痛基本消除，必要時可做頸腕懸吊1週。

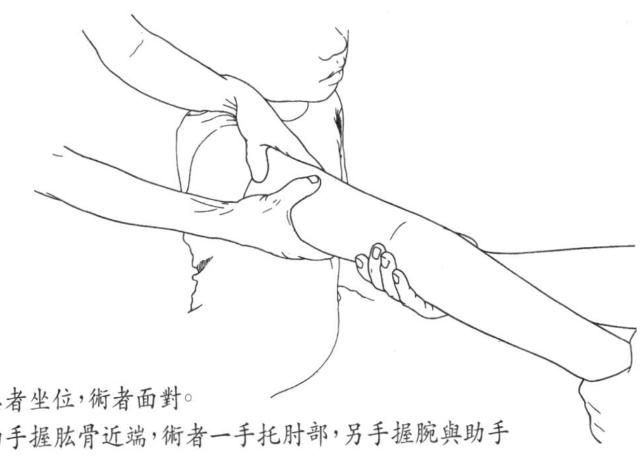

(1)患者坐位，術者面對。

(2)助手握肱骨近端，術者一手托肘部，另手握腕與助手對抗牽引保持1分鐘。

(3)前臂旋後，伸肘至極點，馬上屈肘，嵌頓解除。

圖9-2-2　肱尺關節滑膜前嵌頓復位

四、討　論

（1）嵌頓多發生在肘關節的前後方，原因是肘關節是屈戌關節，只能屈伸運動，又因肘關節前後比較薄弱，尤其是後側，因為前側有肱二頭肌、肱肌、旋前圓肌、肱橈肌保護，較後側嵌頓少見。

（2）復位牽拉時保持片刻，是要鬆解肌肉緊張，拉開關節間隙，過度屈曲或過度伸直更能拉大關節間隙使嵌頓的滑膜解脫。

（3）兒童發生前側嵌頓較多，是肘關節被成人經常過度牽拉，給前側滑膜嵌夾造成更多機會之故。

第三節　肱骨遠端骨骺半分離

一、病因與發病機制

肱骨遠端骨骺在14～15歲時，肱骨滑車骨骺與肱骨小頭骨骺二者融合一體，到16～19歲時肱骨遠端骨骺骨性融合。本病只能發生在骨骺骨性融合前，即少兒時期（圖9-3-1）。

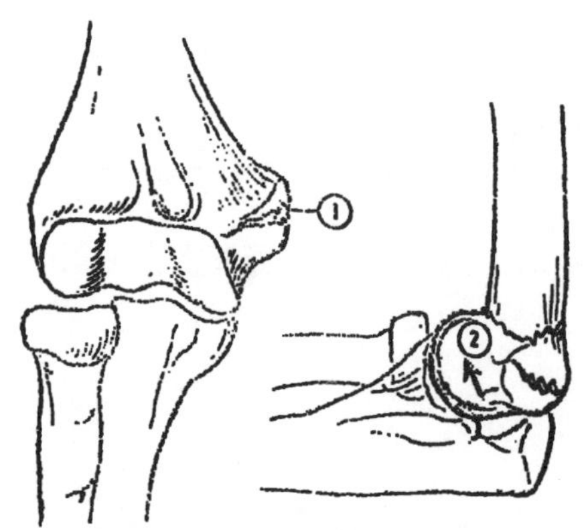

圖9-3-1　肱骨遠端骨骺分離

二、臨床表現與診斷

（1）少兒肘關節跌傷或有過度伸肘病史。

（2）肘關節伸直時伴有疼痛，屈曲時更明顯。自覺肘關節深部痛，說不清明確痛點。

（3）肘關節彌漫性腫脹，肘前側深部壓痛，肘後明顯壓痛，主被動屈肘受限，伸肘尚正常。

（4）X光片顯示肱骨遠端骨骺尚未分離，但其軟骨板間隙前窄後寬。

三、手法復位

患兒坐位，術者與其面對而坐，一手托握患肘，另一手握腕部背側，牽引拉伸肘關節，停頓片刻。然後屈肘90°，兩手沿前臂縱軸對抗加壓，同時做前臂旋前、旋後數次。最後，在保持壓力下將前臂置旋後位屈肘至極度。覺察到關節內有移動感，可聞復位聲，肘關節功能恢復正常，骨骺即已復位（圖9-3-2）。

術後熱敷或理療1週。

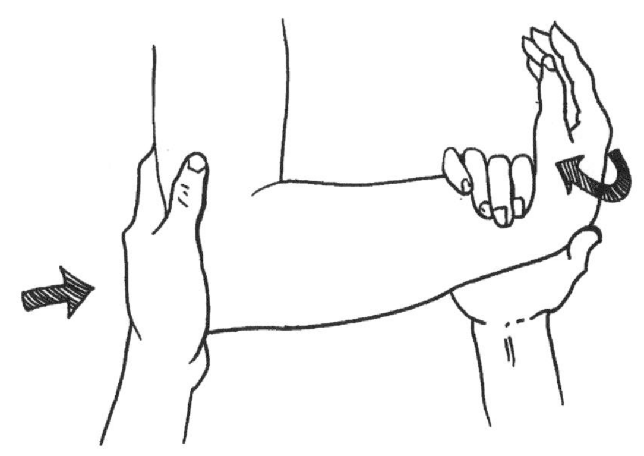

(1)患兒坐位，術者面對。
(2)一手托患肘，另手握腕背側牽引拉伸，停頓片刻。
(3)屈肘90°，兩手沿前臂縱軸對抗加壓，同時前臂旋前、旋後。
(4)在保持壓力下，前臂旋後屈肘極度。

圖9-3-2　肱骨遠端骨骺分離復位

第四節　橈骨頭半脫位

一、病因與發病機制

橈骨環狀韌帶為一強韌的韌帶環，起自尺骨橈骨切跡前緣，環繞橈骨頭的4/5，止於尺骨橈骨切跡之後緣。環狀韌帶上口大下口小呈杯口狀，防止橈骨頭脫出。

4～5歲以下幼兒橈骨頭未發育完全，橈骨頭、頸徑線相近，故在伸肘而牽拉前臂時，橈骨頭被環狀韌帶卡住，形成橈骨頭半脫位，又稱牽拉肘（圖9-4-1）。

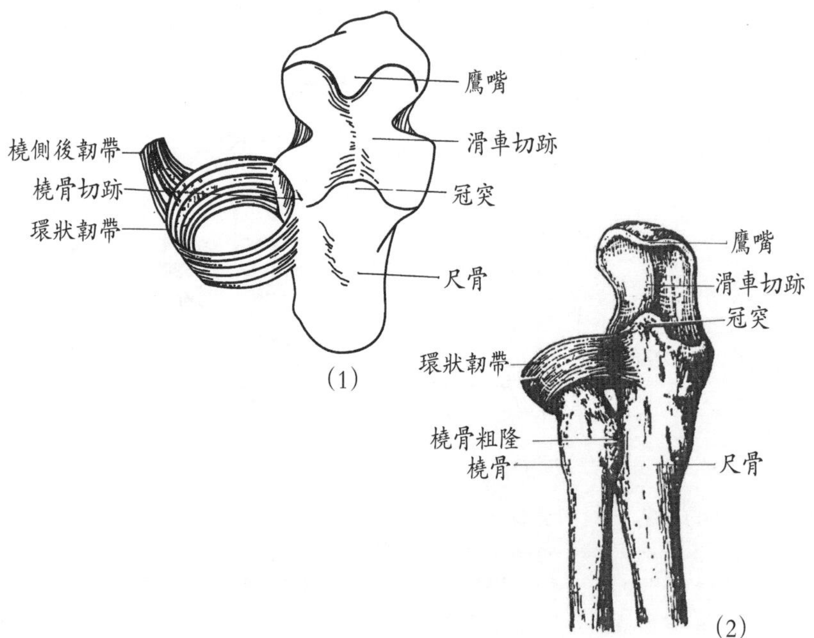

圖9-4-1　環狀韌帶

二、臨床表現與診斷

（1）2～5歲幼兒因穿衣服、行走跌倒牽拉手臂引起肘關節疼痛病史。

（2）患手不能接拿東西，拒絕接觸患臂，因疼痛哭鬧。

（3）肘關節稍屈曲，前臂中度旋前放置於胸前。

（4）X光片無明顯改變。

三、手法復位

患兒抱在家長懷中，術者一手握患肘，拇指從前側按壓橈骨頭，同時另手握腕部，前臂旋後並屈曲肘關節；若未能復位，稍作牽引，前臂旋後，拇指加壓橈骨頭，屈曲肘關節；患兒可立即屈肘上舉拿東西（圖9–4–2）。

術後頸腕三角巾懸吊2天。

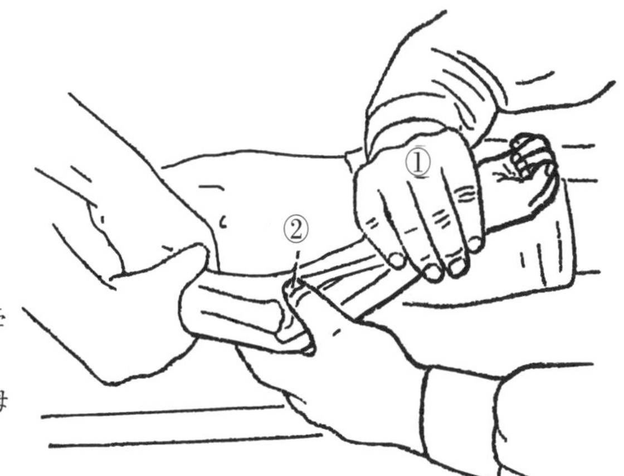

圖9–4–2(1)　橈骨頭半脫位手法復位

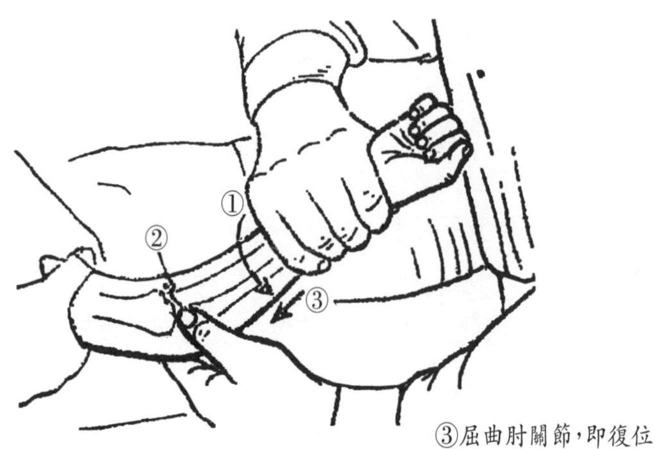

圖9-4-2(2)　橈骨頭半脫位手法復位

四、治療要點

橈骨頭半脫位是因為幼兒橈骨頭發育不成熟，其橫徑線與橈骨頸相當，被環狀韌帶卡住。當前臂旋後時橈尺骨平行，環狀韌帶放鬆，壓下橈骨頭，屈曲肘關節，橈骨頭向上脫套，即復位。

第五節　橈骨頭脫位

一、病因與發病機制

橈骨頭緊緊被環狀韌帶圍繞，橈骨頸外側和後側有橈側副韌帶及關節囊，而前面滑膜突出環狀韌帶與橈骨頸之間，無關節囊保護，是最薄弱處，橈骨頭最易由前內側脫出，肱骨頭與橈骨頭凹脫位。成人橈骨頭脫位多伴環狀韌帶破裂（圖9–5–1）。

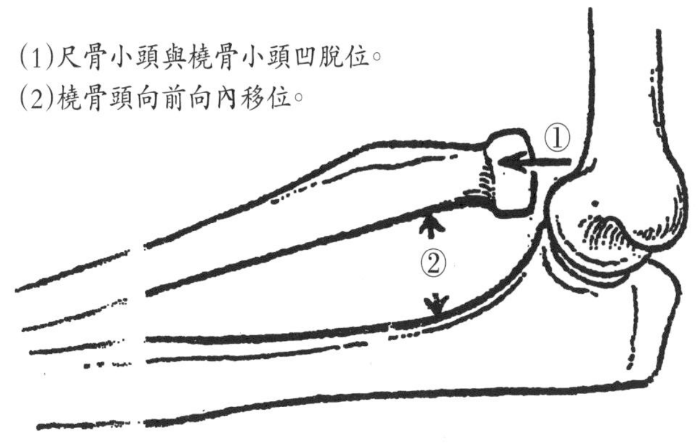

圖9–5–1　橈骨頭脫位

二、臨床表現與診斷

（1）肘關節拉傷、扭傷史。

（2）肘關節前側疼痛，半屈曲旋前位。

（3）肘關節前面稍腫脹，橈側壓痛，屈伸受限。

（4）X光片可見橈骨頭向前移位，橈骨與尺骨間隙增寬（圖9–5–2）。

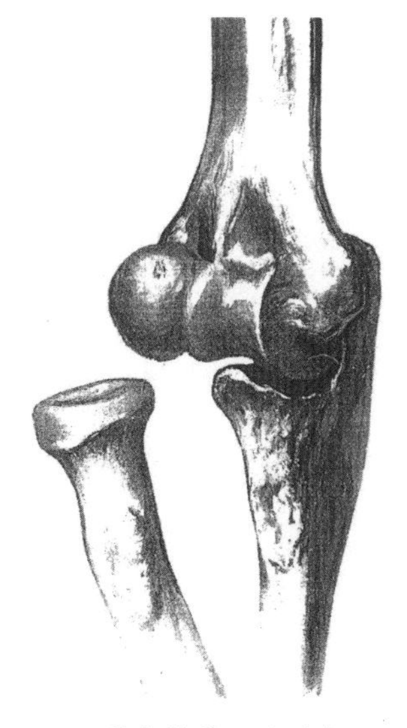

圖9–5–2　橈骨頭脫位

三、手法復位

患者坐位，助手固定上臂，術者一手握肘部，拇指壓在橈骨頭上，餘4指置肘後，另一手握腕部牽拉前臂伸直、旋前，然後突然旋後、屈曲，即復位（圖9-5-3）。

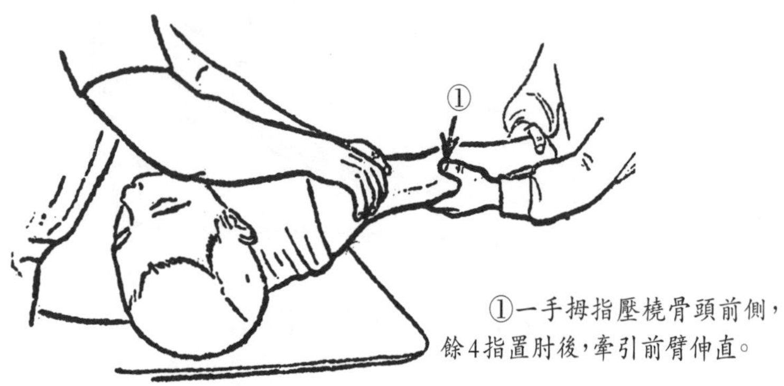

圖9-5-3(1)　橈骨頭脫位手法復位

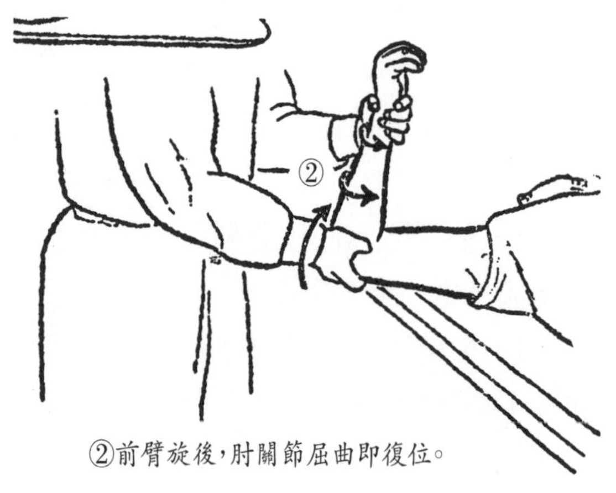

圖9-5-3(2)　橈骨頭脫位手法復位

四、術後固定

術後肘關節屈曲位長臂石膏固定2～3週。環狀韌帶撕裂復位不易成功，可手術治療。

第六節　上橈尺關節錯位

上橈尺關節係橈骨環狀韌帶關節面與尺骨切跡構成的平面關節。橈骨在尺骨切跡和環狀韌帶內旋轉，與下橈尺關節協同運動。

一、病因與發病機制

前臂猛烈旋轉，可造成環狀韌帶拉伸或局限性撕裂；或長期從事前臂旋轉工作，使環狀韌帶勞損而鬆弛，削弱了環狀韌帶對橈骨頭的約束，橈骨頭環狀關節面與尺骨橈骨切跡的關節變鬆懈，環狀關節面偏離正常位置，造成橈骨近端錯位。上橈尺關節偏離肘關節外後側，故橈骨頭環狀關節面多移向尺骨橈骨切跡後方。

二、臨床表現與診斷

（1）前臂有猛烈或過度旋轉病史，或有長期從事頻繁前臂旋轉工作史。

（2）自覺肘關節外後側隱痛不適，前臂旋前旋後時症狀加重。

（3）橈骨頭部位壓痛，且向後方放散，前臂旋轉受限。

（4）握力減弱，持物平舉無力。

（5）X光片改變不明顯，與健側對比橈骨頭向後方移位，橈尺骨近端間隙增寬。

三、手法復位

患者坐位，肘關節伸直，前臂旋前，腕掌側屈。術者立於患側，面對患者。一手扣住肘部，拇指壓在橈骨頭後外側，餘4指握肘關節尺側，另手握掌屈腕背側。

術者輕輕做屈肘動作，當患者放鬆無阻抗時，突然快速過伸（並立即放鬆），與此同時拇指向前、向內推擠橈骨頭，另手向上推掌屈的腕關節，可聞復位聲，拇指下有微動感，復位成功（圖9-6-1）。

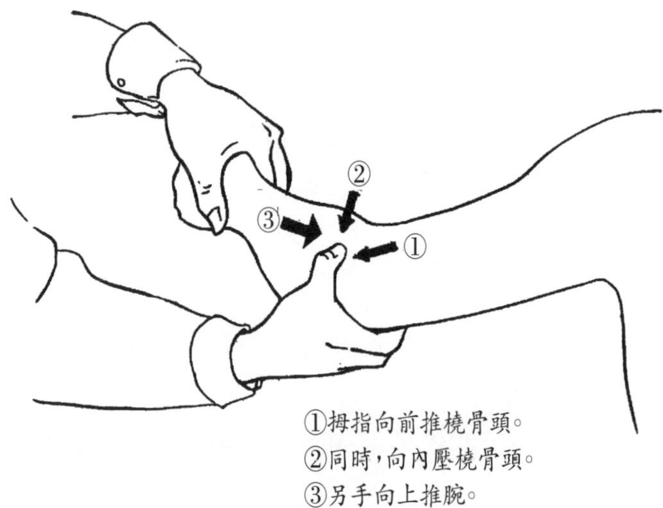

圖9-6-1　上橈尺關節錯位手法復位

四、術後固定

繃帶包紮，肘後加墊，以防橈骨頭再脫位，頸腕懸吊1～2週。

五、復位要點

橈骨頭脫位是由於外力作用，橈骨環狀韌帶關節面脫離尺骨橈骨切跡，而向背側、外側移位，故復位時，一定由背側和外側將橈骨頭推向前內側，方能復位。

這與橈骨頭脫位不同，復位一定要前臂旋後，環狀韌帶隨尺橈骨平行而歸回原位，橈骨頭一同復位。

第七節　肘關節後脫位

肘關節囊前後相對薄弱鬆弛，兩側有尺側副韌帶和橈側副韌帶加強，限制了不正常側方活動。肱骨下端前後扁薄，兩側寬厚，尺骨冠狀突較鷹嘴小，尺骨對抗後移位較對抗前移位的力度弱，因此遭受暴力作用時，肘關節後脫位更易發生。

肘後有尺骨鷹嘴突和肱骨內外上髁三個骨性突起，正常情況下伸肘時三點成一直線，屈肘時構成等腰三角形，可作為檢查肘關節的骨性標誌。

一、病因與發病機制

跌倒時肘關節伸直位，前臂在旋後位，手掌撐地，使肘關節過度後伸，鷹嘴突從後側急驟撞擊肱骨滑車，肱尺關節形成槓桿作用，肘關節囊前壁被撕裂，肱骨下端向前移位，尺骨鷹嘴連同橈骨頭向後方脫出。

二、臨床表現與診斷

（1）病人有手撐地的跌倒摔傷史。

（2）肘關節明顯腫脹、疼痛、壓痛。呈135°半屈曲畸形，前後變厚，上臂變長，前臂短縮，比例失調。肘窩飽滿，肘後凹陷、空虛。肘前可觸及扁圓形的肱骨下端，肘後可觸及尺骨鷹嘴突，後外側可觸及橈骨頭，肘後三點骨性標誌失常，肘關節屈伸活動受限，而出現異常的內收、外展活動（圖9–7–1）。

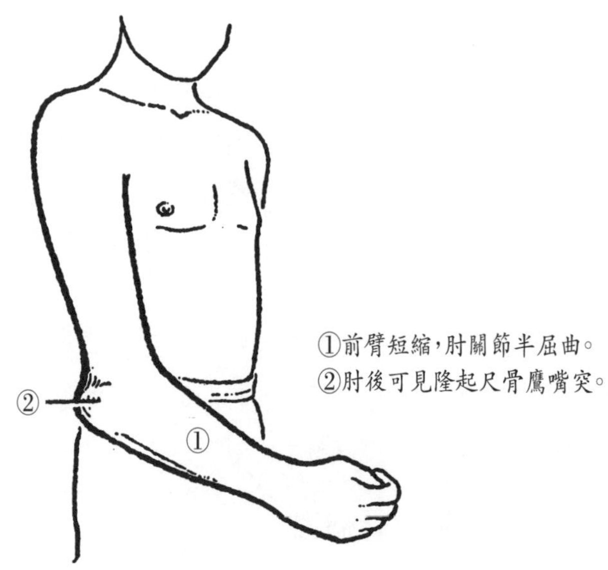

圖9–7–1　肘後脫位

（3）X光正位片可見尺橈骨近端與肱骨遠端重疊，側位片肱尺、肱橈關節脫離，尺橈骨近端脫至肱骨遠端後方。冠突可有骨折（圖9-7-2）。

①尺橈骨近端脫至尺骨遠端後方。

②尺骨冠突可見骨折。

③尺橈骨近端與尺骨遠端重疊。

④尺橈骨保持正常位置肘關節後脫位X光所見。

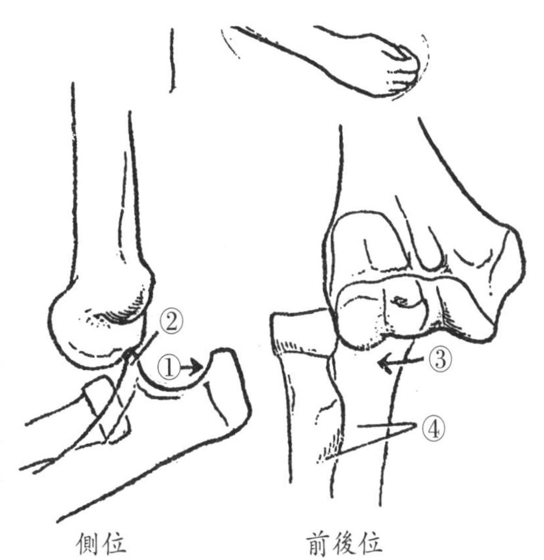

圖9-7-2　肘後脫位

三、手法復位

新鮮肘關節脫位（指3週內），在局麻或臂叢麻醉下進行。

1. 拔伸復位法

患者取坐位，助手立於患側之後，雙手握其上臂，術者立於患者對面，以一手握腕部與助手對抗拔伸牽引片刻，以另一握肘部的手拇指抵住肱骨遠端前側往後推，其餘4指將鷹嘴突向前提，同時將肘關節漸漸地屈曲60°～70°時，可聞復位聲，即已完成復位（圖9-7-3）。

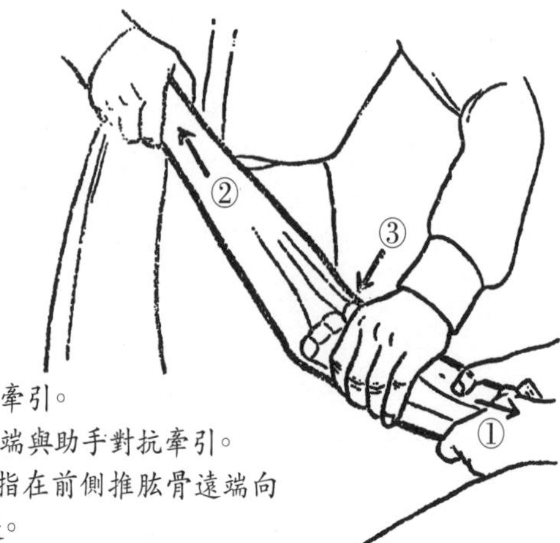

圖9-7-3(1)　肘關節後脫位拔伸復位法

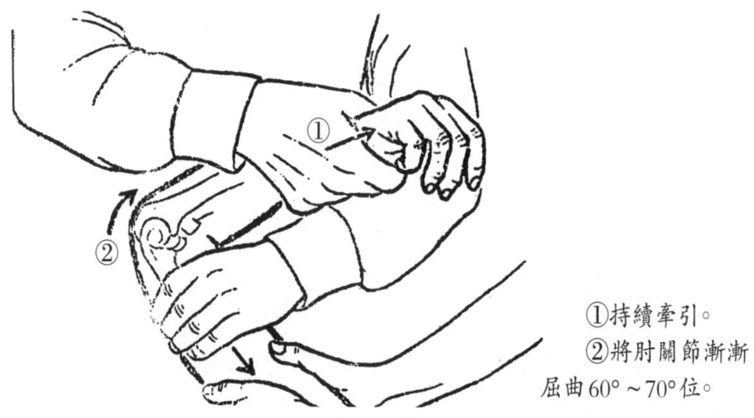

圖9-7-3(2)　肘關節後脫位拔伸復位法

2. 膝頂復位法

患者坐凳上，術者立於患者面前，一手握前臂，一手握住腕部，一足置同一凳面上，屈膝頂在肘窩內。首先順勢拔伸前臂，然後逐漸屈肘，當滑車進入鷹嘴窩時，即復位成功（圖9-7-4）。

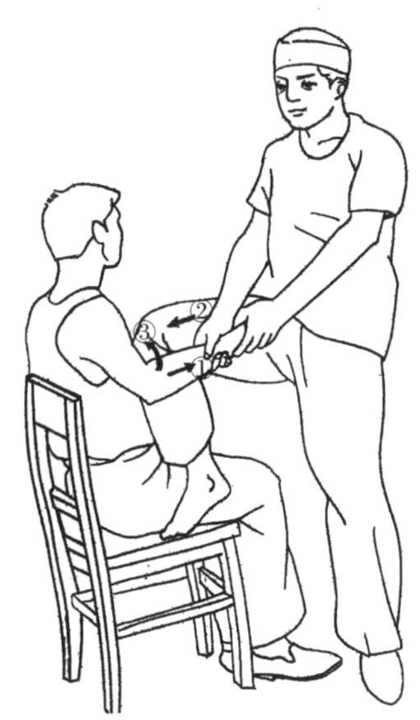

圖9-7-4　肘關節後脫位膝頂復位法

四、術後固定

長臂石膏托在肘關節屈曲90°前臂中立位固定1～2週，後改三角巾懸吊1週。前臂可以自由活動，切勿做被動牽拉肘關節，防止骨化肌炎發生。

第八節　肘關節前脫位

一、病因與發病機制

肘關節前脫位較少見。向前撲倒時，肘關節屈曲，肘尖著地，外力由後向前，使尺橈骨近端向上移位於肱骨遠端前方，形成肘關節前脫位。肘關節前面有肱動、靜脈及正中神經經過，前外側有橈神經，後內側有尺神經，脫位時經常合併神經血管損傷。

二、臨床表現與診斷

肘關節過伸畸形，屈曲不能，肘窩隆起，可觸及尺橈骨近端，肘後可觸及肱骨遠端，前臂較對側變長。肘後三點骨性標誌被破壞。X光正位片可見肱骨遠端與尺橈骨近端重疊，側位可見尺骨鷹嘴突及橈骨頭移至肱骨遠端前方。有時尺骨鷹嘴突骨折（圖9–8–1）。

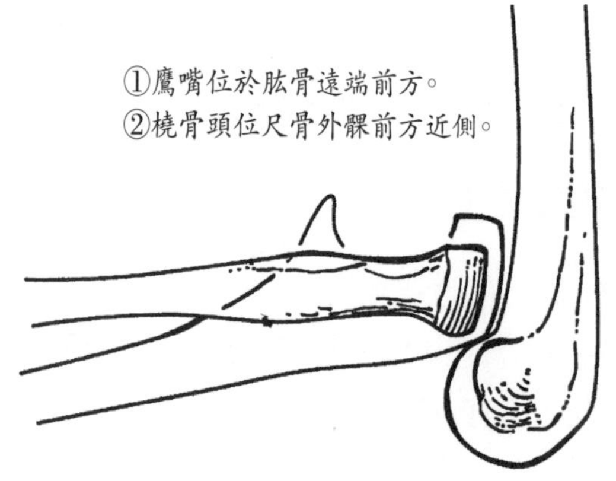

圖9–8–1　肘關節前脫位

三、手法復位

1. 拉伸法

患者坐位，助手握上臂中段，術者一手握肘部，另一手握腕部，前臂置旋後位加以牽引，同時推尺骨近端向下向後，當肱骨滑車進入滑車切跡，肘關節屈曲，可聞復位

聲，即已復位成功（圖9-8-2）。

2. 腰牽法

患者取坐位，助手牽引上臂，術者握前臂，用一布帶套在前臂近端掌側面，兩端繫在術者腰間，術者弓腰時布帶牽引使肘關節屈曲尺橈骨向下移動，拉開肱尺重疊部分，同時術者將尺橈骨近端推至肱骨遠端後方，即可整復（圖9-8-3）。

復位後固定同後脫位。

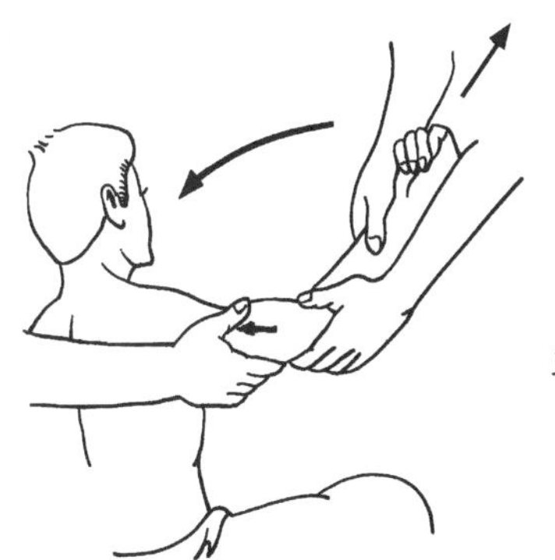

(1)患者坐位，前臂旋後。
(2)助手握上臂中段。
(3)術者一手握肘部，另手握腕，與助手對抗牽引。
(4)同時，術者推尺骨向下向後。
(5)當肱骨滑車進入半月切跡，肘關節屈曲，即復位。

圖9-8-2　肘關節前脫位拉伸復位法

(1)助手牽引上臂。
(2)術者一手牽前臂。
(3)繫在術者腰間布帶牽拉肘關節逐漸屈曲。
(4)壓尺骨近端向下向後。

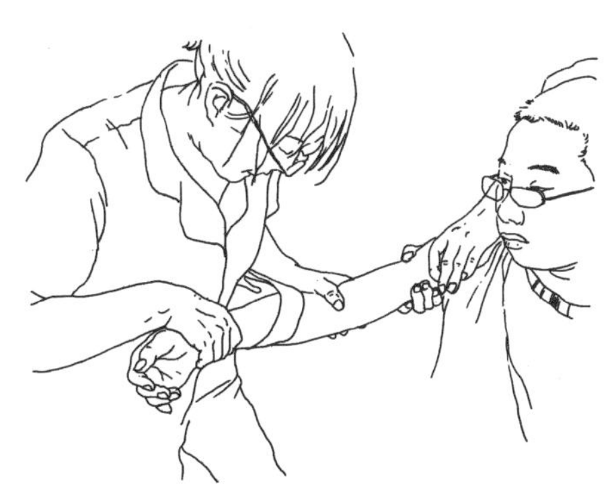

圖9-8-3　肘關節前脫位腰牽法復位

第九節　肘關節側後脫位

一、病因與發病機制

在肘關節後脫位的同時，由於暴力作用的方向不同，沿尺側或橈側向上傳達，出現肘內翻或外翻，引起橈側或尺側副韌帶撕裂，尺骨鷹嘴突和橈骨頭除向後移位外，還向尺側或橈側移位，形成後內或後外脫位。

二、臨床表現與診斷

肘關節側後脫位除具有後脫位症狀與體徵外，還可見肘內翻或外翻畸形，肘部內外徑增寬。外脫者前臂向外移位，肱骨內髁明顯突出，鷹嘴突位於外後方，橈骨頭突出。內脫位者肱骨外髁明顯突出，尺骨鷹嘴及橈骨頭向後內方移位。肘關節出現內收或外展異常活動（圖9–9–1）。

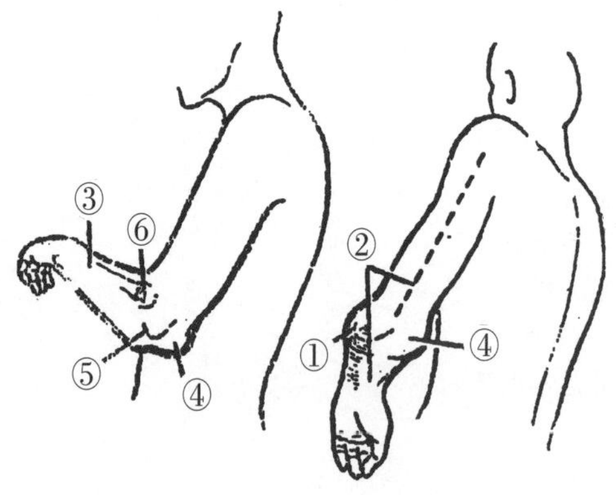

圖9–9–1(1)　肘關節外側脫位體態

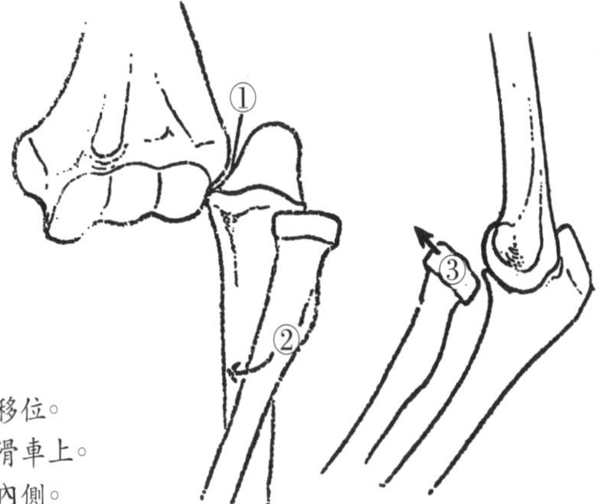

圖 9–9–1(2)　肘關節外側脫位

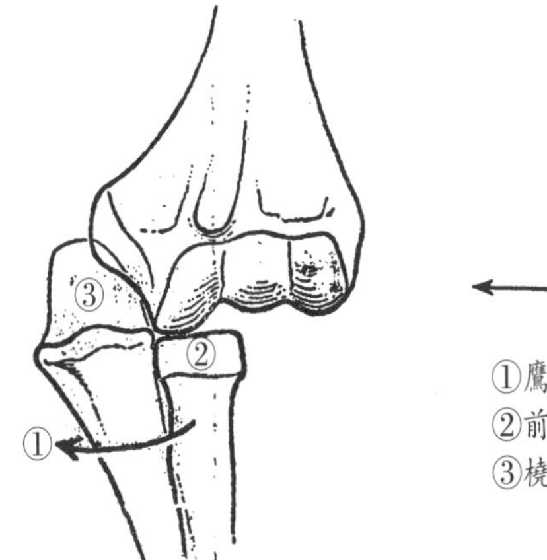

圖 9–9–1(3)　肘關節外側脫位

三、手法復位

患者取坐位，助手固定上臂，術者一手握腕部牽拉前臂，使肘關節完全伸直。外脫位時，在牽引下，另一手將橈骨頭和鷹嘴推向尺側，前臂旋後，外後側脫位變成單純後脫位，再按後脫位整復。內脫位時，將鷹嘴及橈骨頭向外側擠壓，變成後脫位，再按後脫位整復（圖9–9–2）。

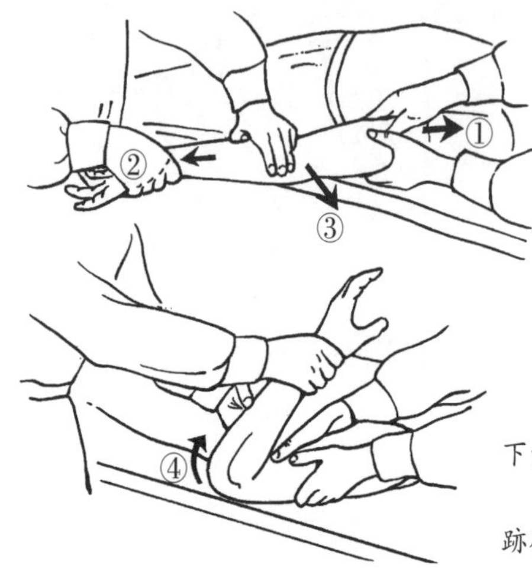

①助手固定上臂。
②術者握前臂手對抗牽引。
③術者另手推尺骨近端向下向後。
④當肱骨滑車進入尺骨切跡後屈曲肘關節到45°。

圖9–9–2　肘關節側後脫位手法復位

四、術後固定

術後固定方法同後脫位。

第十節　橈尺骨分離肘關節脫位

一、病因與發病機制

當前臂過度旋前位手掌著地跌倒時，由於上下傳導暴力集中於肘關節，使環狀韌帶及橈尺骨近端骨間肌劈裂，橈骨頭向外脫位，尺骨近端向後或向內脫位，肱骨遠端嵌插二骨中間，形成分離型脫位。尺骨向後移位為前後型分離脫位；尺骨向內移位為側位型移位（圖9–10–1）。

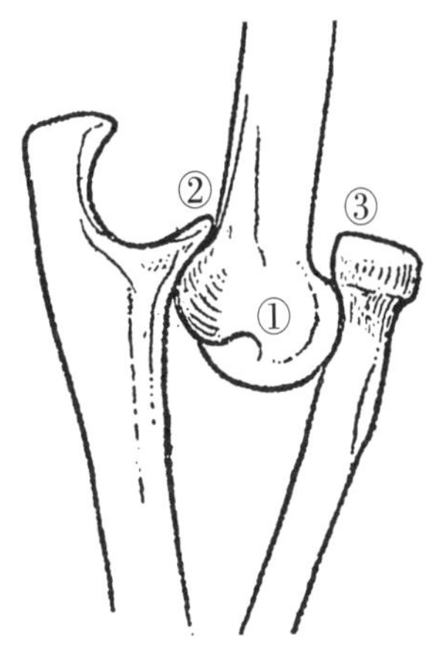

①肱骨遠端置尺橈骨之間。
②尺骨在肱骨後方。
③橈骨在肱骨前方。

圖9–10–1(1)
肘關節分離脫位前後位型

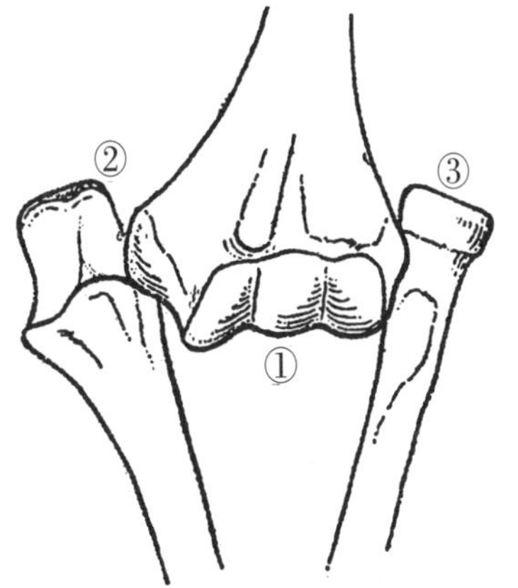

①肱骨遠端在前臂兩骨之間。
②尺骨向內側移位。
③橈骨向外側移位。

圖9–10–1(2)
肘關節分離脫位前後位型

二、手法復位

(一)前後型

患者取坐位，助手固定上臂，術者一手握前臂做持續對抗牽引，保持肘關節伸直位，另一手將尺骨近端向背側擠壓，使肱骨滑車進入尺骨滑車切跡，壓迫橈骨頭向內，前臂旋後，肱橈復位（圖9–10–2）。

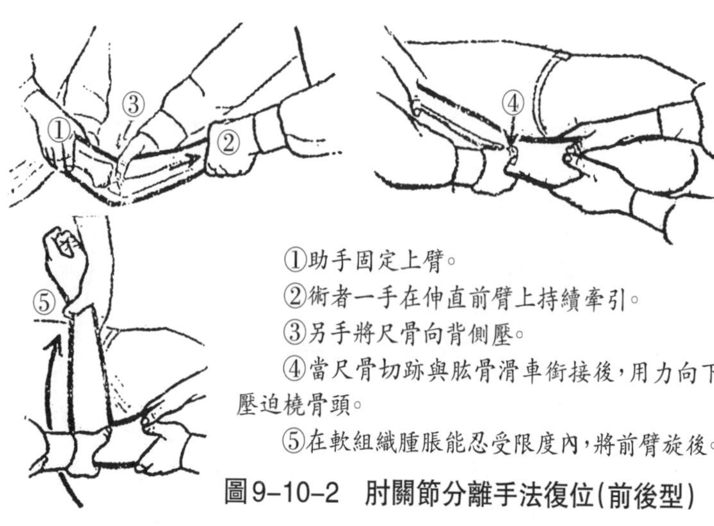

①助手固定上臂。

②術者一手在伸直前臂上持續牽引。

③另手將尺骨向背側壓。

④當尺骨切跡與肱骨滑車銜接後，用力向下壓迫橈骨頭。

⑤在軟組織腫脹能忍受限度內，將前臂旋後。

圖9-10-2　肘關節分離手法復位(前後型)

(二)側位型

患者體位與助手同上。術者在牽引條件下，雙手分別從內外推擠尺橈骨近端，成為後脫位，然後按後脫位整復（圖9-10-3）。

術後處置同後脫位。

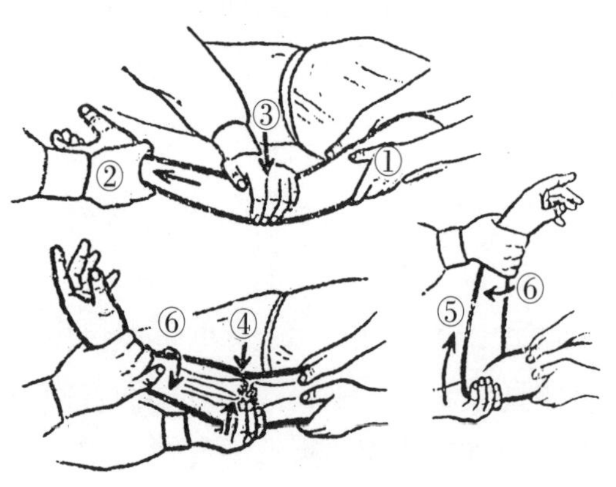

①助手固定上臂。

②術者一手在伸直的前臂上做持續牽引

③術者另一手在前臂上端向下壓迫。

④將橈骨和尺骨擠壓在一起。

⑤在軟組織腫脹能忍受限度屈曲前臂。

⑥前臂旋後。

圖9-10-3　肘關節分離脫位手法復位(側位型)

第10章 手部關節脫位、錯位

手關節包括橈腕關節、腕間關節、腕掌關節、掌骨間關節、掌指關節和指間關節。

手部任何損傷都可以引起手關節有關關節的脫位、錯位。造成損傷的外力包括背伸、尺偏和腕骨間旋轉及指間扭挫應力。

下尺橈關節本不屬手關節，只因緊鄰腕部，損傷原因和症狀與腕關節相似，權且在本章討論。

第一節　下橈尺骨關節錯位

下橈尺骨關節由橈骨尺骨切跡與尺骨頭環狀關節面之間和尺骨頭與關節盤之間構成。

關節囊很鬆弛，滑膜層寬闊，關節腔較寬大，延伸至尺骨頭關節面與關節盤上面之間。橈腕掌側韌帶寬而堅韌，附於關節囊前外側，橈腕背側韌帶較薄弱，附於關節囊後面，二者均有加固關節囊作用。

關節盤為纖維軟骨，呈三角形，稱三角軟骨，其尖部附著尺骨莖突外側，底邊與橈骨尺骨切跡下緣相連，上面光滑凹陷，與橈骨、尺骨切跡，再共同與尺骨頭相關節，下面光滑微凹，與月骨內面相關節，構成橈腕關節的一部分，中部薄弱，往往穿孔，周緣肥厚，與關節囊癒合。

關節盤將橈尺骨遠側關節腔與橈腕關節腔完全分開，若中部穿孔，二者之間可相通。關節盤有將橈尺二骨緊密連接和限制其活動的作用（圖10–1–1）。

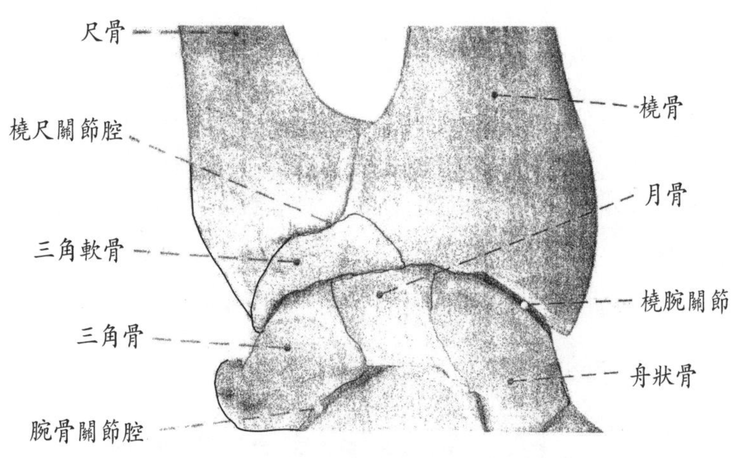

圖10–1–1　下橈尺關節及腕關節

上橈尺關節與下橈尺關節雖然是兩個獨立的關節，卻有共同運動，屬車軸關節。它們的運動軸貫穿橈骨頭中心與關節盤中心之間的連線，橈骨頭繞尺骨橈骨切跡和橈骨環狀韌帶旋轉，而橈骨下端及關節盤則圍繞尺骨頭旋轉。

當橈骨向尺骨前方旋轉，手背向前，橈骨在尺骨前方並交叉時稱旋前；相反當手掌向前，橈尺骨並列時，稱旋後（圖10-1-2）。

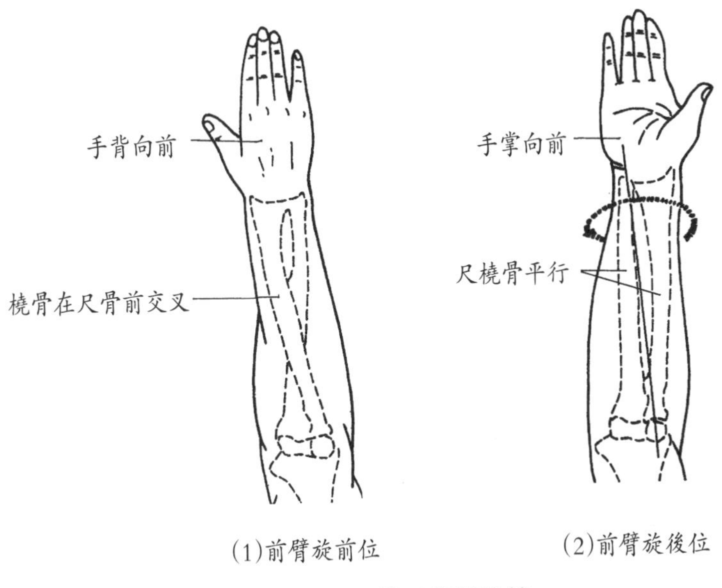

圖10-1-2　下橈尺關節旋轉

一、病因與發病機制

腕關節扭傷或過度旋前、旋後運動，使背側、掌側韌帶拉伸延長或疲勞損傷以及三角軟骨破裂，原本關節囊鬆弛，尺骨頭向背側或掌側移位，便發生下橈尺骨關節錯位。掌側韌帶較堅韌，尺骨頭向背側錯位較掌側錯位更多見。三角軟骨是穩定下橈尺關節的重要結構。

在尺骨莖突基底部骨折時，三角軟骨的尺側附著點遭到破壞，亦可造成下尺橈關節不穩。前臂任一骨短縮，均可誘發下橈尺關節脫位，主要發生在尺橈骨各種骨折時。

二、臨床表現與診斷

（1）腕部扭傷或腕部過勞病史。

（2）腕部隱痛，腕關節旋轉出現疼痛和受限。腕力下降，提拉尚可，平端不能（如端鍋、端水杯等）。

（3）尺骨頭背側隆起或略低，下橈尺關節壓痛及尺骨頭壓痛。

（4）下橈尺關節鬆動不穩。

（5）三角軟骨損傷症狀較下橈尺關節錯位症狀重。壓痛在尺骨小頭端掌側面上，可以鑒別。

三、手法復位

方法一（以尺骨頭背側移位為例）

患者取坐位，助手雙手握前臂中上部，術者面對患者，雙手握腕關節，以拇指壓在尺骨小頭背側，適當對抗牽拉，先使前臂旋前，瞬間立即大角度旋後，同時拇指加壓尺骨頭，尺骨頭歸位，即已復位。

尺骨頭掌側移位，術者拇指在掌側壓在尺骨頭上，先前臂旋後，瞬間立即大角度旋前，尺骨頭歸位後，即復位成功（圖10–1–3）。

方法二（以左側掌移型錯位為例）

患者坐於凳上，術者立於患者左側，右手環扣患前臂遠端，拇指置於尺骨頭的掌側。左手握腕部，略使其掌屈沿橈尺長軸向遠端牽引，至極度，依前臂旋後方向擰動並背屈患腕，與此同時，右手按前臂旋前方向擰動，並順勢頂尺骨頭至背側，若覺移動便復位（圖10–1–4）。

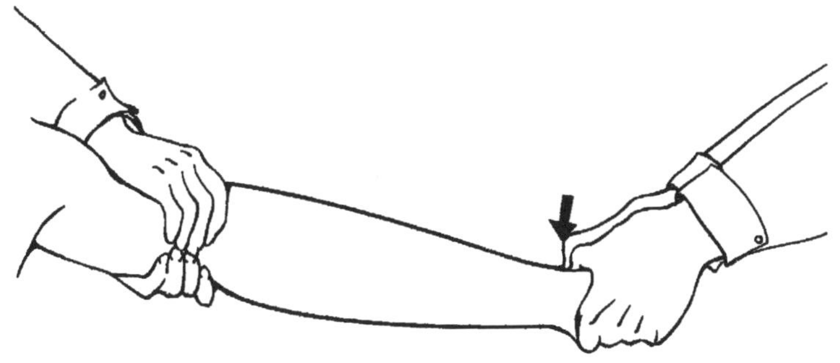

(1)助手雙手握前臂中上段，術者雙手握腕，以拇指壓尺骨頭背側，對抗牽引。

(2)使前臂旋前，瞬間大角度旋後，同時拇指壓下尺骨頭，即復位。

圖10–1–3　下橈尺關節錯位（尺骨頭背移位）手法復位（方法一）

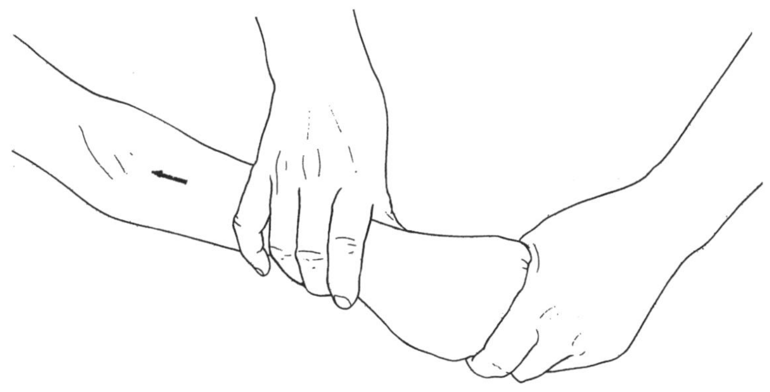

(1)患者坐位。

(2)術者右手扣前臂遠端，拇指置尺骨頭掌側，左手握腕，牽引，前臂旋後、背屈，右手按前臂旋前，壓尺骨頭向背側即復位

圖10–1–4　下橈尺關節錯位（尺骨頭掌側移位）手法復位（方法二）

背移型復位手法，與掌移型相同只是異向擰動，即術者左手按前臂旋前擰動，右手握腕旋後擰動，順勢壓尺骨頭至掌側，腕背屈（圖10–1–5）。

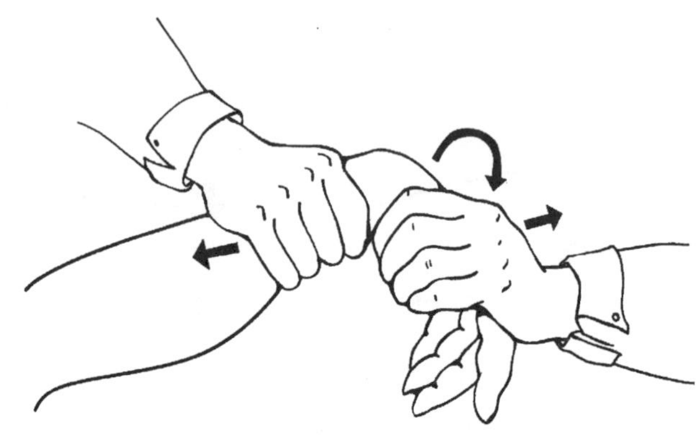

(1)術者一手握前臂遠端，拇指壓尺骨背側，另手握腕適當牽引。
(2)前臂旋前擰動，腕旋後擰動，順勢壓尺骨頭向掌側，即復位。

圖10–1–5　下橈尺關節錯位（尺骨頭背側移位）手法復位（方法二）

方法三

術者一手握患者手腕前部（掌側脫位手心向上，背側脫位手心向下），另一手握橈尺骨遠端，拇指置尺骨頭上對抗牽引下，按壓尺骨頭歸位，同時4指上提腕部，使腕旋前（掌側錯位）或旋後（背側錯位），即可復位（圖10–1–6）。

方法四（適用尺骨頭背側錯位）

助手握前臂，置中立位，術者一手握患手做對抗牽引，另手拇指壓在尺骨頭背側，餘4指環握橈骨下端，壓下尺骨頭後，再內外加壓橈尺關節，使之復位（圖10–1–7）。

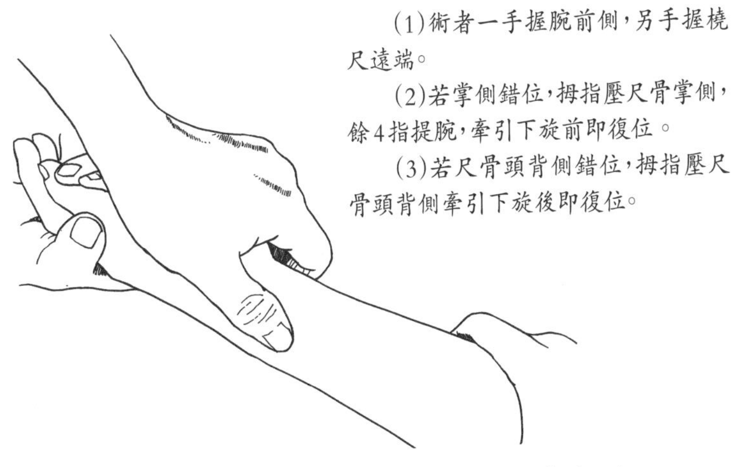

(1)術者一手握腕前側，另手握橈尺遠端。

(2)若掌側錯位，拇指壓尺骨掌側，餘4指提腕，牽引下旋前即復位。

(3)若尺骨頭背側錯位，拇指壓尺骨頭背側牽引下旋後即復位。

圖10-1-6　下橈尺關節錯位手法復位(方法三)

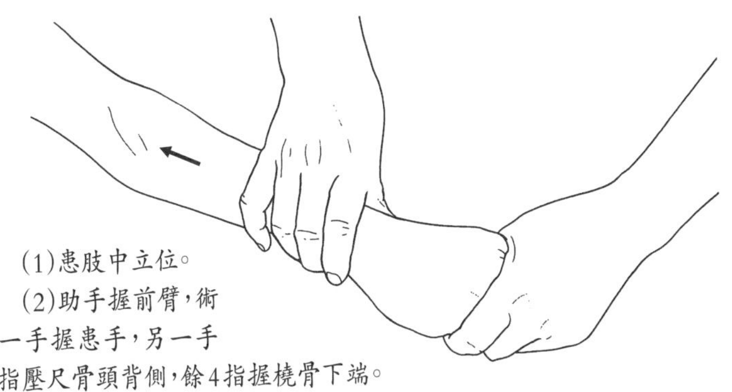

(1)患肢中立位。

(2)助手握前臂，術者一手握患手，另一手拇指壓尺骨頭背側，餘4指握橈骨下端。

(3)牽引下，壓下尺骨頭，內外加壓橈尺關節即復位。

圖10-1-7　下橈尺關節尺骨頭背側錯位復位法(方法四)

方法五

患者取坐位，術者面對，以一手固定患前臂近端，另一手以拇指、食指固定尺骨頭，若尺骨頭向背側錯位，當患腕部放鬆時做旋後環轉，同時拇、食指壓尺骨頭靠向橈側。若尺骨頭向掌側移位時，做旋前環轉，推壓尺骨頭靠近橈骨（圖10-1-8）。

術後腕部彈性繃帶固定2週。

(1)患者坐位。

(2)術者一手握前臂近端，一手以拇、食指固定尺骨頭。

(3)若尺骨頭背側錯位，旋後壓尺骨頭向橈側。

(4)若尺骨頭掌側錯位，旋前壓尺骨頭靠近橈骨。

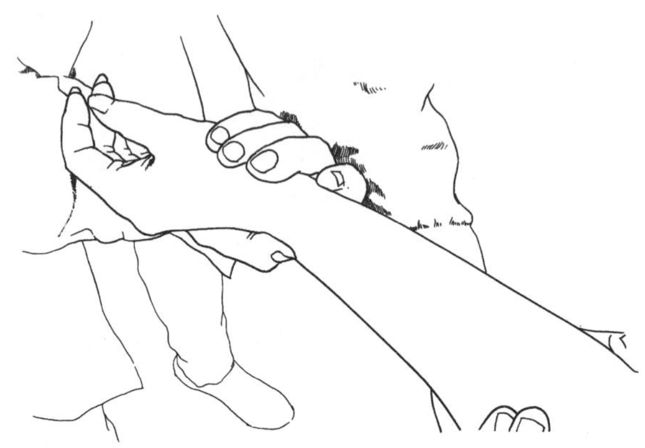

圖10-1-8　下橈尺關節錯位復位(方法五)

四、復位要點

下橈尺關節活動是橈骨遠端及軟骨盤繞尺骨頭的旋轉。在某些外力作用下，同時尺骨頭在橈骨尺骨切跡上做前後移動而錯位，旋前時向背側移位，旋後時向掌側移位。因此無論哪種復位方法，尺骨頭向背側移位，必須腕部旋後；向掌側移位時，則旋前，方能復位。

第二節　橈腕關節錯位

橈腕關節又稱腕關節，由橈骨的腕關節面和關節盤構成凹陷的關節窩。關節頭由舟骨和月骨近側關節面構成，

光滑而隆凸，呈橫橢圓形。關節囊鬆弛，關節腔寬闊。關節有4條韌帶加固，前外側橈腕掌側韌帶、後面橈腕背側韌帶、橈側有橈腕側副韌帶、尺側有腕尺側副韌帶。

橈腕關節主要在額狀面做屈曲與背伸運動。由於掌側的韌帶比背側強，故伸腕比屈腕運動範圍小，屈腕60°～70°，伸腕為45°。

一、病因與發病機制

橈腕關節屬凸凹面較淺扁形關節，橈骨遠端具有掌傾和尺傾，掌側傾斜10°～15°，尺側傾斜20°～25°。當手腕受到扭轉、提拉等輕度傷害時，造成不大的掌屈橈腕關節錯位或尺偏錯位。如遭直接暴力打擊可造成橈腕關節脫位。

二、臨床表現與診斷

（1）腕部有扭傷或牽拉傷病史。

（2）腕關節不同程度腫脹，屈腕、橈偏活動時疼痛加重。腕力減弱，或力不從心。

（3）腕掌側正中壓痛，或尺骨莖突壓痛。

（4）腕關節主被動伸、屈、橈偏、尺偏或旋轉時，關節均有澀滯感和摩擦音。

（5）X光片改變不明顯。

三、手法復位

患者取坐位，助手握前臂遠端，術者雙手分別握手掌兩側，掌心向下，沿前臂縱軸與助手對抗牽引，同時做腕關節旋前、旋後轉動，若掌側錯位，置背屈位，立即向掌側頓挫；若尺偏錯位，置橈偏位，立即向尺側頓挫。當術中頓挫時，感到腕骨間有移動，或有復位聲，患者自覺症狀緩解或消失，即已復位（圖10–2–1）。

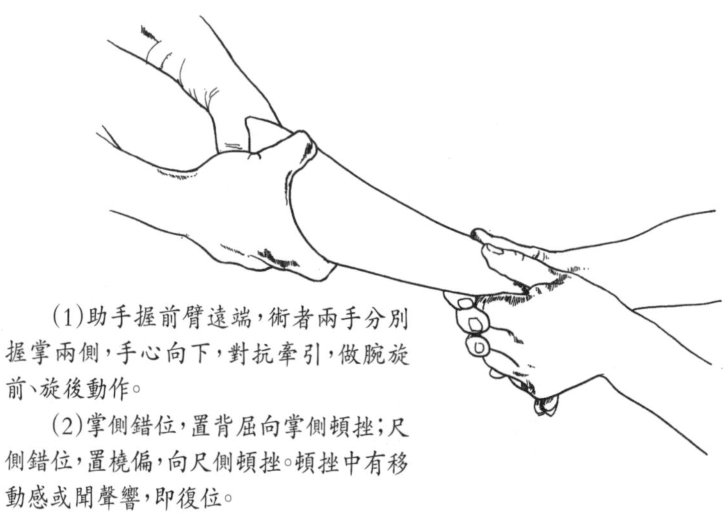

(1)助手握前臂遠端，術者兩手分別握掌兩側，手心向下，對抗牽引，做腕旋前、旋後動作。

(2)掌側錯位，置背屈向掌側頓挫；尺側錯位，置橈偏，向尺側頓挫。頓挫中有移動感或聞聲響，即復位。

圖10–2–1　橈腕關節錯位復位

四、治療要點

（1）要分辨清橈腕錯位種類，掌屈錯位與尺偏錯位復位方向不同。

（2）腕關節牽引下頓挫要瞬間完成，不能遲疑。

五、術後處理

術後無明顯症狀，可不作任何處置，如腫脹明顯可頸腕懸吊1～2天。同時熱敷或遠紅外線治療。

第三節　腕骨間關節脫位、錯位的應用解剖

腕骨除豌豆骨外均為不規則的六面體，近側與遠側均為關節面，背側稍凸且比掌側寬，因而形成掌側凹下的腕骨溝，腕橫韌帶跨過構成腕管，內有屈肌腱和正中神經通過。腕骨間關節是相鄰腕骨之間構成的關節。可分為近側列腕骨間關節、遠側列腕骨間關節和近側列與遠側列腕骨之間的腕中關節。

近側列腕骨關節由舟狀骨與月骨，月骨與三角骨構成，其間均有諸多的韌帶連結。

遠側列腕骨間關節有大多角骨與小多角骨、小多角骨與頭狀骨及頭狀骨與鉤骨之間關節面構成。諸骨間均有韌帶連結。

腕中關節介於近、遠兩列腕骨之間，由近側列腕骨關節面與遠側列近側關節面構成。可分為內外側兩部。內側部凸向近側，由頭狀骨和鉤骨近側關節面與舟狀骨、月骨和三角骨遠側關節面構成，為一變形的橢圓形關節。外側部凸向遠側，由大、小多角骨與舟狀骨構成，為一變形的平面關節。關節之間有諸多韌帶連結。

腕關節在背伸、腕骨間旋後和尺偏的負載逐漸加大時，舟狀骨、頭狀骨和三角骨依次至月骨脫位，形成進行性月骨周圍不穩。

開始舟狀骨脫位或不穩，伴舟月韌帶和橈舟韌帶損傷，進而頭骨脫位，最終橈頭韌帶、橈三角韌帶和背側橈腕韌帶撕裂伴月骨脫位。由於腕骨背側寬度大於掌側面，背側脫位居多。但月骨掌脫位多於背脫位是個例外。

第四節　月骨脫位

一、病因與發病機制

月骨脫位是腕骨脫位中最常見者。月骨正面觀為四邊形，側面為半月形，掌側較背側寬，易掌側移位。近端凸隆關節面與橈骨及三角纖維軟骨相關節。遠端凹陷，分別與鉤骨和頭狀骨相關節。內側關節面與三角骨相關節。外側半月形關節面與舟狀骨相關節。

月骨在腕骨中較不穩定，當手尺偏時介於頭骨與橈骨之間，容易脫位；手過伸時，月骨亦易脫位。

月骨血運較差，活動度較大，易損傷營養血管，造成月骨缺血性壞死。掌側脫位壓迫正中神經，外側3個半指掌側麻木（圖10-4-1）。

二、臨床表現與診斷

（1）有跌倒時手掌著地，腕過度背伸的外傷史。

（2）手掌側腫脹、疼痛、壓痛。

（3）腕部變形，掌背均厚，掌側可觸及骨性隆起，中指不能完全伸直，握拳時第三掌骨頭塌陷。手腕背伸、橈側屈明顯受限。

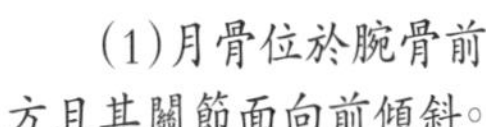

(1)月骨位於腕骨前方且其關節面向前傾斜。

(2)頭狀骨與橈骨關節面相接觸。

(3)月骨在前後位上由四邊形變三角形。

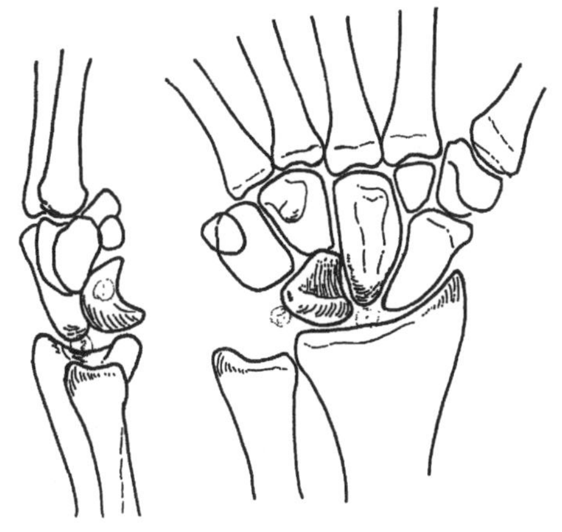

圖10-4-1　月骨脫位

（4）合併正中神經損傷時，外側3個半指痛覺遲鈍、麻木、屈曲障礙。

（5）月骨背側脫位時，X光側位片上示頭狀骨向月骨背側移位，舟狀骨近端向背旋轉。前後位示兩排腕骨重疊，腕骨投影短縮，舟月骨間隙增寬。月骨掌側脫位，X光側位片頭狀骨與橈骨遠端相關節，月骨移位橈骨掌側緣，前後位片月骨不是正常的梯形而是三角形或楔形。

三、手法復位

患者取坐位，一助手固定前臂，另一助手雙手握患手兩側，做對抗牽引，拉開腕骨關節間隙，腕關節儘量背伸。術者立於患手側，月骨掌側脫位時拇指向背側方向按壓月骨遠端，與此同時，牽手的助手將腕關節掌屈，即可復位。如月骨背側脫位，在腕關節牽開後，使腕關節掌屈，術者以拇指向掌側按壓月骨遠端，立即背伸腕部，即

可復位（圖10–4–2）。

月骨整復後，腕關節疼痛減輕，畸形消失，中指伸直，X光片示月骨位置正常，表示復位成功。

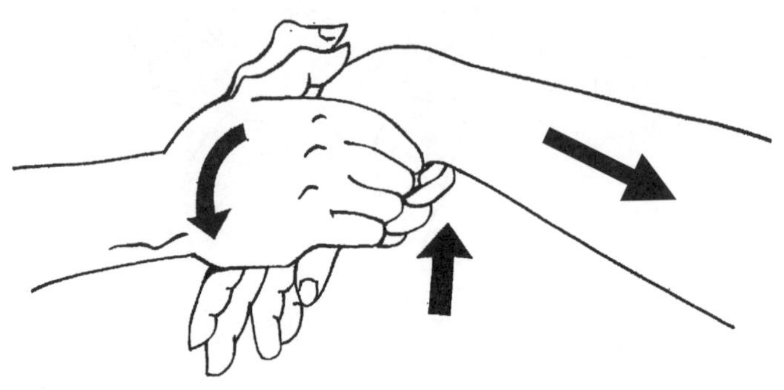

(1)一助手固定前臂,另一助手雙手握患手兩側對抗牽引,拉開腕關節間隙,腕儘量掌屈。

(2)術者以拇指向掌側壓月骨遠端,立即背伸腕即復位。

圖10–4–2　月骨脫位手法復位(背側脫位)

四、術後處理

石膏托腕關節掌屈位固定2～3週。

第五節　頭狀骨背側脫位

一、病因與發病機制

頭狀骨為腕骨中最大，居腕骨中央，近端膨大呈球形為頭狀骨頭，與月骨遠端凹面相關節，成為腕關節中軸。其遠端主要與第3掌骨基底部相關節。

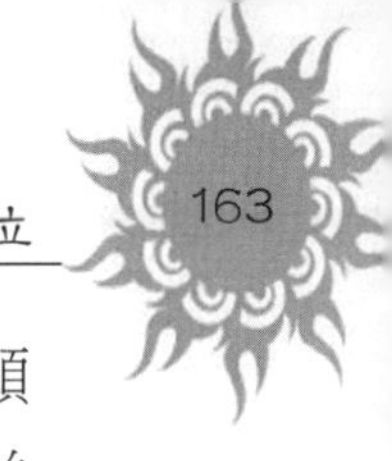

腕部過伸及旋後應力作用時，經月骨凹面關節面使頭狀骨向背側移位，或受月骨側緣撞擊使頭狀骨頸部骨折並沿橫軸旋轉180°。如無骨折，舟狀骨近極部韌帶破裂，而使頭狀骨近極部轉向背側脫位。

二、臨床表現與診斷

頭狀骨脫位與月骨掌側脫位並行，症狀體徵同時出現。故不贅述。

三、手法復位

患者取坐位，一助手固定前臂遠端，另一助手握患手遠端兩側，兩人對牽，拉開腕關節間隙，並使腕掌屈，術者雙手拇指按壓頭狀骨遠端向掌側，同時腕背伸。

如疼痛減輕，手腕畸形消失，中指伸直，X光片示頭狀骨位置正常，說明復位完成。

四、術後處理

術後處理同月骨脫位。

第六節　舟狀骨脫位

舟狀骨在腕骨近列中最大，略呈不規則船形，長軸斜向外下方，與橈骨縱軸成40°～60°夾角。其近側隆起與橈骨相關節，舟狀骨與5塊腕骨相鄰成關節，其四周均為軟骨面。只有掌背側有韌帶附著和血管進入，血運較差，損

傷易發生缺血壞死。

一、病因與發病機制

當手過度背伸或應力由橈背側方向作用於舟狀骨遠端時，舟狀骨背側被橈骨遠端關節面背側擠壓，可造成腰部骨折或背側輕度半脫位，後者可伴舟狀骨近端骨折和大面積韌帶損傷，破壞血運，造成缺血壞死。

二、臨床表現與診斷

（1）跌倒手掌撐地，或腕部扭傷病史。

（2）橈骨下方腕部輕度腫脹、疼痛。

（3）鼻咽窩腫脹、壓痛，叩擊2、3掌骨頭舟狀骨處疼痛。

（4）如有舟狀骨骨折，症狀更為明顯。

（5）X光正位片可見舟月骨間隙加寬，大於正常2mm，舟狀骨投影縮短，其長軸與橈骨長軸垂直。可以確診。

三、手法復位

患者取坐位，一助手握前臂遠端，另一助手握手腕遠側，對抗牽引，拉開腕關節間隙，如背側脫位，先腕背屈，按壓舟狀骨近極，瞬間掌屈，即復位。如掌側脫位，先掌屈旋後位，術者以拇指在掌側按壓舟狀骨近極，瞬間背伸，即已復位。

腕骨復位後，均以石膏托固定2～3週。解除固定後要

加強腕部及手指活動。

四、腕骨間錯位復位法討論

（1）橈腕錯位與腕間錯位復位手法的異同：兩種復位手法均為利用牽引和旋轉加大關節間隙、減緩肌肉阻抗。但改變方向的目的不同，橈腕錯位的改變方向是先將八塊腕骨一併置於錯位相反方向，然後頓挫，利用抖甩之力使之復位。

如腕骨尺骨錯位，先將腕橈側偏，再突然尺偏頓挫，這一抖動將橈骨甩向尺側，腕骨移向橈側而復位。腕間錯位復位改變方向，是為加大錯位那個腕骨間隙，在改變方向時順勢將移位之腕骨壓入或頂回原位。

（2）腕骨錯位復位手法要掌握好頓挫時機，否則不易復位。要掌握好錯位之腕骨下壓和上頂之時機，應在第二次改變方向時的瞬間實施，方能復位。

第七節　腕掌關節錯位

腕掌關節是由遠列腕骨遠側關節面與掌骨底關節面相關節。分成第1腕掌關節和第2～5腕掌關節。

第1腕掌關節由大多角骨遠側鞍狀關節面和第1掌骨底鞍狀關節面構成，關節囊肥厚而鬆弛，共有5個韌帶加強（即橈側副韌帶、尺側副韌帶、背側副韌帶及前、後骨間韌帶）。有兩個運動軸，沿額狀軸的屈伸運動，沿矢狀軸的內收與外展運動。

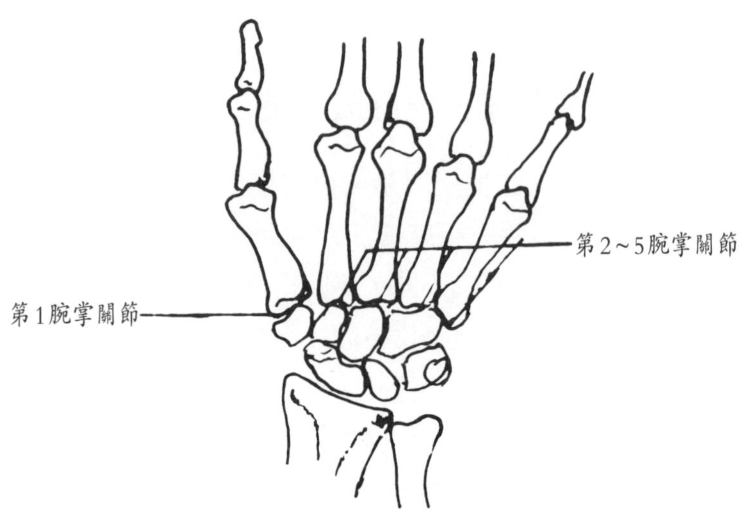

圖10-7-1 腕掌關節

另外還可做對掌和環轉運動（圖10-7-1）。

第2～5腕掌關節由遠側腕骨遠側關節面與2～5掌骨底構成。第2掌骨底與大小多角骨相關節；第3掌骨底與頭狀骨相關節；第4掌骨底與頭狀骨及鉤骨相關節；第5掌骨底與鉤骨相關節。

各關節囊除第5腕掌關節外均較緊張，運動範圍極小，第5腕掌關節可做屈伸運動。

一、病因與發病機制

第1腕掌關節運動多向且範圍大，損傷幾率最多，第1掌骨底向背側和背外側移位，其次是第5腕掌關節，亦背側移位居多。

第2～4腕掌關節錯位鮮見。

二、臨床表現與診斷

（1）手指或手掌各種損傷或慢性勞損病史。

（2）手掌局部疼痛，相對手指活動時疼痛更明顯。

（3）第1掌骨底在拇指外展時隆起（與對側對比），內收、外展受限，患者多數指認掌指關節疼痛，檢查此處無壓痛。其餘錯位掌骨底隆起或凹陷，壓痛均不明顯，手指屈伸稍有疼痛或不適。

（4）X光片一般改變不明顯。

診斷以手診為主，可摸清其錯位部位和方向。

三、手法復位

（一）第1腕掌關節錯位

患者取坐位，患手旋前位。助手立患者患側背對，以雙手握腕近端，術者立患者對面，以同側手拇、食指握第1掌骨頭，另手拇、食指固定第1掌骨底，與助手對抗牽引，當拉開腕掌關節時，如背側錯位順勢掌屈第1掌骨頭，瞬間立刻背伸同時下壓第1掌骨底，即可復位。

腕掌關節向外側錯位，在牽開關節時，將第1掌骨頭向掌側、內側壓下的瞬間背伸外展，即可復位。

（二）第2～5腕掌關節錯位

如掌骨底背側移位，術者以同側拇、食指夾持掌骨頭，另手拇、食指夾持相應掌骨底，在牽開腕掌關節後，順勢掌骨頭掌屈，立刻抬掌骨頭背伸，同時下壓掌骨底向掌側，即復位。如掌骨底向掌側移位，應將掌骨底先壓向掌側，瞬間壓下掌骨頭，抬起掌骨底向背側，即可復位（圖10-7-2）。

術後1～2週內勿做手部扭轉、過度伸屈活動。

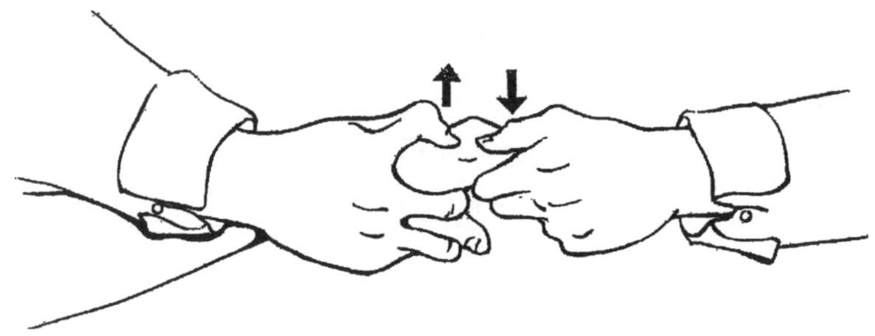

(1)術者以一手拇、食指夾持掌骨頭,另手拇、食指夾持相應掌骨底,牽開腕關節。

(2)(如掌骨底背側移位)順勢壓掌骨頭掌屈,立刻抬掌骨頭背伸,此時向掌側壓下掌骨底;(如掌骨底掌側移位)順勢拉起掌骨頭背屈,然後立刻壓下掌屈,此時向背側拉起掌骨底,即復位。

圖10-7-2　第2～5腕掌關節錯位手法復位

第八節　掌骨間關節錯位

一、病因與發病機制

掌骨間關節共3個，位於2～5相鄰掌骨底之間構成，各自有1～2個關節面，各關節囊與其腕掌關節囊相融合，各關節腔與腕掌關節腔相通。

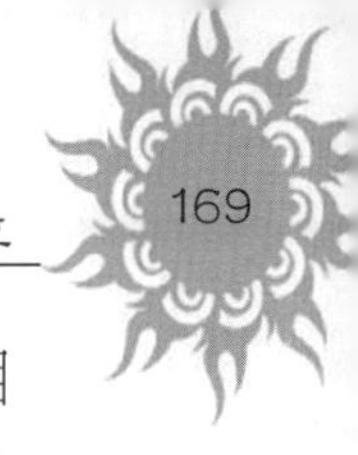

第2掌骨底內側的關節面與第3掌骨底外側關節面相關節；第3掌骨底內側2個卵圓形小關節面與第4掌骨底外側關節面相關節；第4掌骨底內側1個凹形小關節面與第5掌骨底外側半月形關節面相關節。

二、臨床表現與診斷

手指及掌部扭挫傷時均可造成掌骨底之間關節錯位。多數症狀不明顯，主訴手掌隱痛不適、握拳不利和疼痛加重，掌骨底間可有觸痛。

三、手法復位

患者取坐位，患手旋前，助手握腕部，術者以兩手拇、食指分別握捏患掌骨底和掌骨體部的背側和掌側，適當牽引，上下抖動掌骨，即可復位（圖10-8-1）。

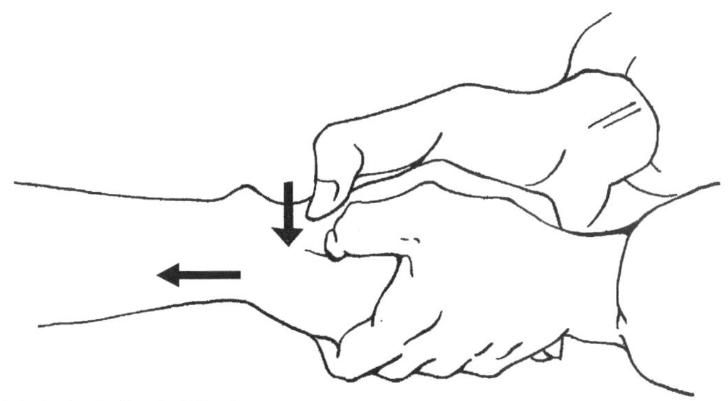

(1)患手旋前，助手握腕。
(2)術者以兩手拇、食指分別捏住相鄰的掌骨底和掌骨體的背側和掌側。
(3)在適當牽引下，上下抖動掌骨，即復位。

圖10-8-1　掌骨間關節錯位手法復位

第九節　掌指關節錯位

掌指關節由掌骨頭與近節指骨底構成。分第1掌指關節和第2～5掌指關節兩種。第1掌指關節為屈戌關節，第2～5掌指關節為球窩關節。

一、病因與發病機制

第1掌指關節，掌骨頭較小，關節面較寬，關節囊背側薄弱，掌側稍厚，有多個韌帶和肌腱加強。

主要屈伸運動，另有外展、外旋和對掌運動。受傷機率較高（圖10-9-1）。

第2～5掌指關節囊鬆弛，有多條韌帶和肌腱加固，還

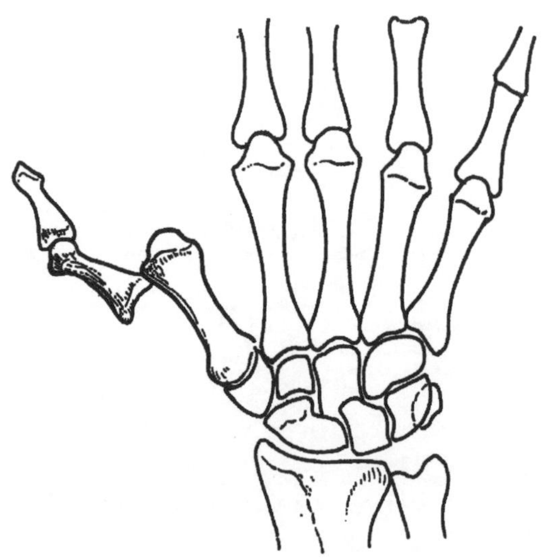

圖10-9-1　掌指關節脫位(第1掌指關節)

有掌側深橫韌帶和掌板，使其關節穩定。由於其為球窩關節，指伸直時可做屈、伸、收、展運動。

指屈曲時活動受限。第5掌指關節活動範圍較大，比第2～4受傷機會要多。

當掌指關節因暴力過度背伸時，掌骨頭穿破掌側關節囊而脫出，為背側脫位。若掌骨頭向背側脫出，近節指骨底向掌側移位，為掌側錯位。後者比較少見。

二、臨床表現與診斷

（1）手指受到過伸、過屈暴力傷害史。

（2）掌指關節疼痛、腫脹，屈伸活動受限。

（3）過度背伸畸形，可在掌側掌橫紋處觸及掌骨頭。

（4）X光片可見掌骨頭與指骨底重疊，有時合併骨折。

三、手法復位（背側錯位）

方法一

患者取坐位，助手固定腕部近側，術者一手持患指對牽，另手拇指向掌側推壓指骨頭，掌指關節屈曲，即可復位。

方法二

術者一手拇、食指捏住錯位指骨頭，另手拇、食指捏住錯位的掌骨底，牽引拉開關節間隙，同時兩手做相反方向錯動數次後，

突然頓挫一下，即可復位（圖10-9-2）。

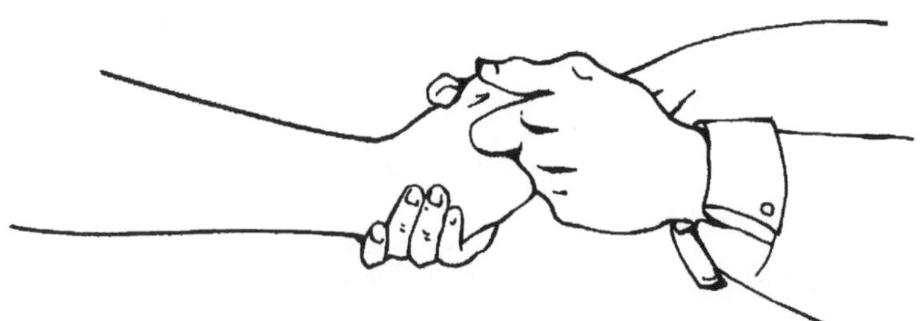

(1)術者以一手拇、食指捏住錯位指骨頭,另手拇、食指捏住錯位掌骨底,拉開間隙。
(2)同時兩手做相反方向錯動數次,突然頓挫一下,即復位。

圖10-9-2　掌指關節錯位手法復位(方法二)

四、術後固定

術後石膏托或夾板固定屈曲90°位2～3週，不能伸直位固定，以免關節粘連、強直。

第十節　指間關節脫位

指間關節由各指相鄰兩節指骨的滑車與底構成，屬滑車關節。共9個，除拇指1個關節外，餘4指各有近側與遠側2個指間關節。

近側指間關節囊鬆弛，遠側關節囊被副韌帶、掌板、指深屈肌腱和指背腱膜終腱增強。指間關節只能做屈伸運動（圖10-10-1）。

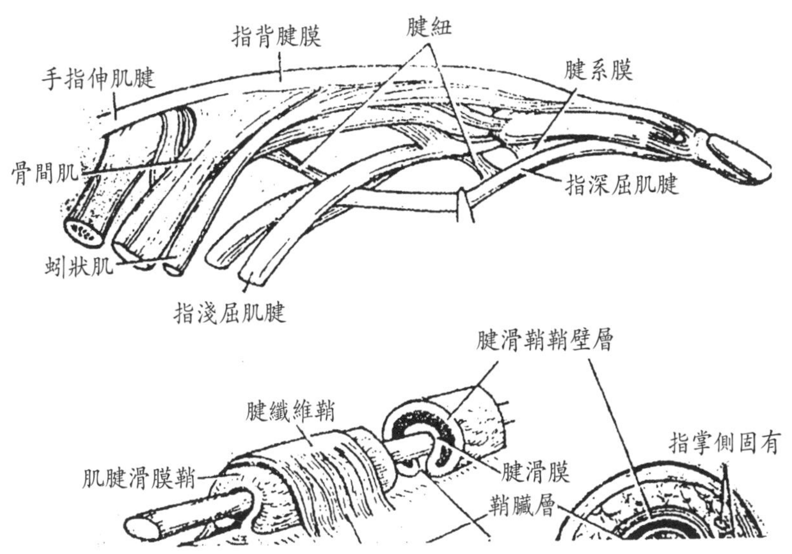

圖10-10-1(1) 手指肌腱

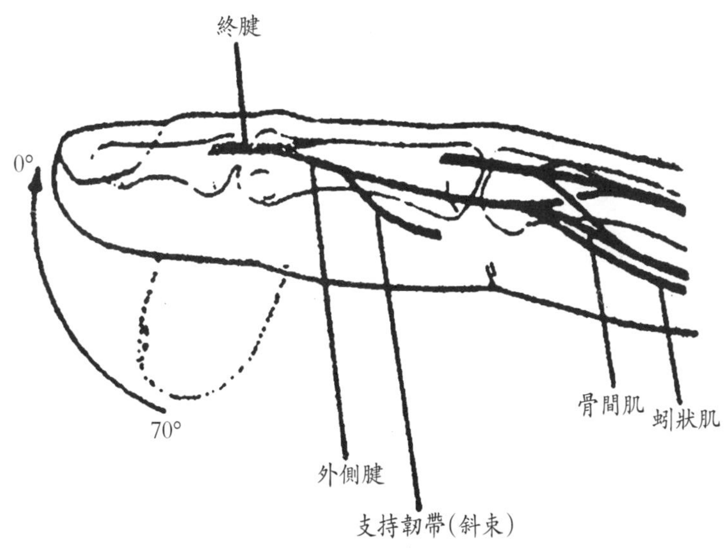

圖10-10-1(2) 手指肌、腱裝置

一、病因與發病機制

外力過度牽拉、扭曲、背伸，導致指間關節囊破裂。側副韌帶撕裂引起指間關節脫位，因暴力不同可致背側脫位、側方脫位、掌側脫位，以背側脫位多見，其次側方脫位，掌側脫位少見。

二、臨床表現與診斷

指間關節脫位之關節梭形腫脹、疼痛、壓痛，手指背伸畸形或側彎畸形，伸屈活動障礙，如側方脫位有異常側向活動。

三、手法復位

術者一手拇、食指捏住脫位遠端指骨，另一手捏住近端指骨，當關節間隙牽開後，兩手前後錯動幾下，將遠側指骨底推向掌側，屈曲患指，即復位。復位後屈曲90°固定1～2週。

下肢帶骨關節脫位、半脫位

下肢骨包括下肢帶骨和自由下肢骨組成。下肢帶骨即是髖骨，由髂骨、坐骨和恥骨合成。髖骨居於軀幹和下肢之間，有傳達軀幹重力與連結下肢的作用，其內面與骶尾骨共同組成骨盆，有保護盆腔內臟器官的作用。

髖臼位於髖骨外側面中部，為半球形深窩，向前外下方，由髂骨體、坐骨體和恥骨體構成，與股骨頭相關節。髖臼的中央深而粗糙的是髖臼窩，內容股骨頭韌帶，骨壁薄，外傷時易被股骨頭穿通。

窩的周圍為平滑的半月形關節面——月狀面。髖臼邊緣呈堤狀，為關節唇附著部。髖臼上1/3厚而堅強，是主要負重區，後1/3較厚，維護關節穩定。髖臼後面有坐骨神經經過，此處骨折或股骨頭脫位有損傷坐骨神經的可能。髖臼下1/3較薄弱，易發生骨折。

坐骨與恥骨之間卵圓形大孔，被筋膜覆蓋，為閉孔，孔內有動、靜脈和閉孔神經通過，股骨頭前脫位可移至閉孔處，壓迫閉孔神經。

髂骨後緣，髂後上棘下方，有粗糙的耳狀關節面，與骶骨的耳狀關節面相關節。前緣及下緣有骶髂前韌帶附著，後上方粗糙隆起，有豎脊肌、多裂肌、骶髂間韌帶及骶髂後韌帶附著。

下肢骨借下肢帶骨與軀幹相連，主要功能是支持體重和完成直立行走，因此下肢骨形態粗壯，結構穩定，關節的輔助裝置強而堅韌，穩定性大於靈活性，發生骨關節脫位較上肢為少。

第一節　骶髂關節半脫位

一、病因與發病機制

骶髂關節由髂骨和骶骨的耳狀關節面構成。關節面粗糙不平，表面覆一層纖維軟骨和透明軟骨。關節囊很緊張，關節腔狹小。兩骨間由多組韌帶連結。骶髂關節可做輕微上下與前後運動。

當體位不良，肌肉失衡的情況下，身體負重會引起骶髂關節扭傷，韌帶鬆弛，骶髂關節損傷機會增多，甚至可涉及腰骶關節。

由於骶髂關節面凹凸不平，周圍韌帶眾多，各種暴力均可使關節面移位及韌帶損傷，髂骨關節面略向前內或後外移位，稱骶髂關節半脫位。如治療不及時，致使骶髂關節紊亂和肌肉、韌帶損傷，引起慢性腰痛（圖11-1-1）。

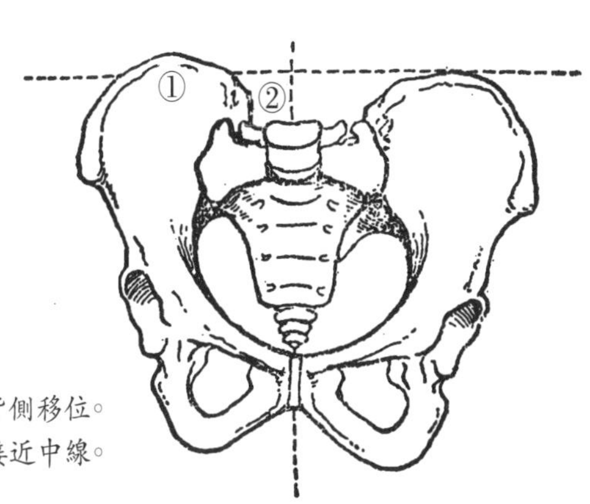

圖11-1-1　骶髂關節半脫位

二、臨床表現與診斷

（1）多有腰骶扭傷史，亦有相當一部分人說不清原因。

（2）下腰痛或一側髂部痛，偶爾可見雙側髂骨痛。輕者腰部隱痛，時有時無，時輕時重，快走時明顯，向臀部、大腿外後側、腹股溝放散。少數重者疼痛嚴重，影響行走。

（3）骶髂關節線、髂後上棘、髂脊均有壓痛，有時同側臀肌壓痛。

（4）患側髖關節外展、外旋稍受限，但「4」字試驗仍為陰性，可與髖關節疾病相鑒別。

（5）腰椎棘突旁無壓痛，直腿抬高試驗陰性，蹺拇試驗陰性，不難與腰椎間盤突出症相鑒別。

（6）X光片無明顯改變。重者關節間隙稍增寬。

三、手法復位

(一)前外側半脫位

方法一

患者取健側臥位，屈膝、伸髖。術者立於其背側，一隻手抵壓患側骶骨內側，另隻手握患側踝關節，向背側牽拉，一按一拉連續數次，頓挫一下，即可復位。

或者患者俯臥位，助手與術者同立於健側，助手雙手托抱患側屈曲的膝關節向背側牽拉，術者按壓髂骨內側，牽拉和按壓協調一致，反覆幾次，最後頓挫一下，即復位成功（圖11-1-2）。此法助手向背側牽拉下肢角度不宜過大，否則患者股前側有牽拉痛，術者可用力下壓，彌補背牽力度不足，亦可達到重定目的。

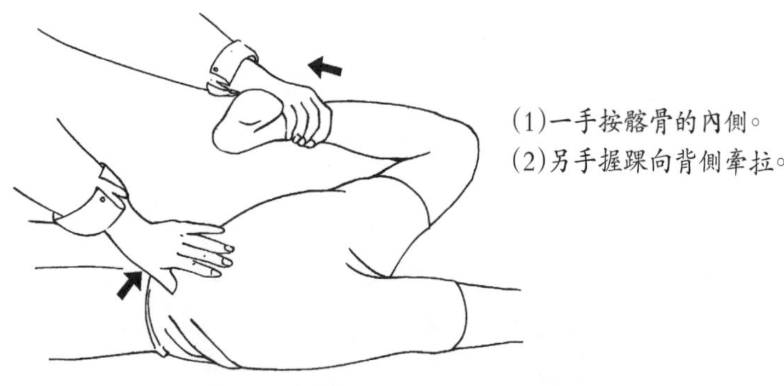

圖11-1-2　骶髂關節前外側半脫位手法復位(方法一)

方法二

患者取坐位，彎腰屈背低頭，患側下肢屈髖、屈膝

90°，健側下肢伸直，助手雙腿夾持屈曲的股部，固定骨盆。術者坐患者身後，同側手按壓在患側髂骨翼上，另手越過腋下，握住患側肩，以骶髂關節為支點，以脊柱為槓桿，術者兩手用力向健側旋轉，如術者手下有移動感，即已復位（圖11-1-3）。

(1)患者坐位，彎腰屈背，患側下肢屈膝屈髖90°，健下肢伸直，助手雙腿夾持屈曲股部固定骨盆。

(2)術者坐在患者身後，一手按壓患側髂骨上，另手越腋下，握住患肩，兩手用力旋轉，當手上有移動感時即復位。

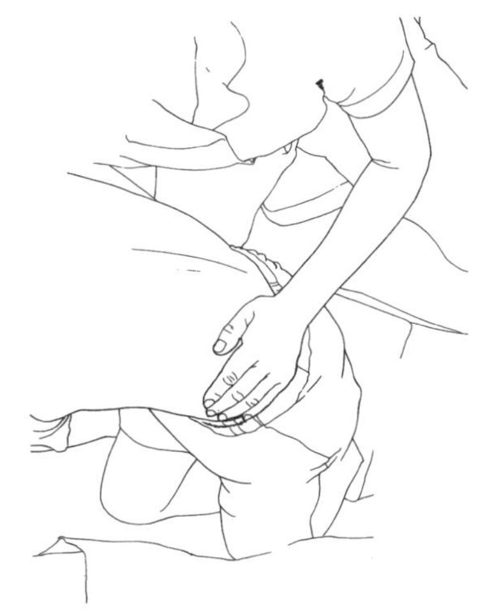

圖11-1-3　骶髂關節前外側半脫位手法復位(方法二)

(二)後內側半脫位

方法一

患者仰臥位，患側下肢屈膝、屈髖，術者立於患側，一手抵在患側股骨的後上端，另手握住踝關節，助手同術者立於同側，面對患者，雙手疊壓在膝關節上，二者同時用力，將膝關節推向健側肩方向，反覆幾次，直到復位為止（圖11-1-4）。

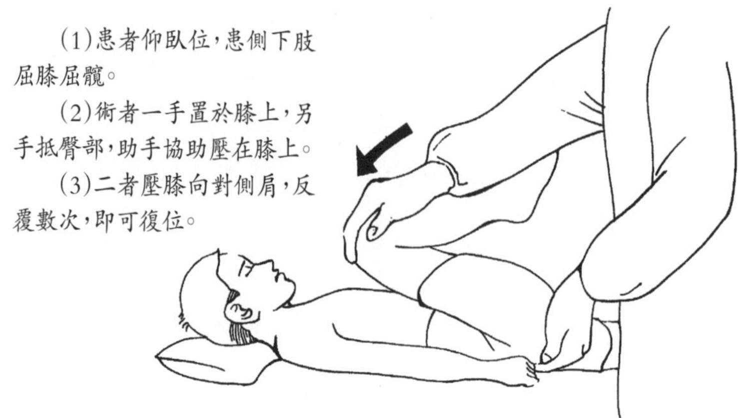

圖11-1-4　骶髂關節後內側半脫位手法復位

方法二

同骶髂關節前外側半脫位方法二。

四、討論

有關骶髂關節半脫位幾個問題：

1. 分型的標準

骶髂關節被劃分在下肢部分，那麼脫位方向應以四肢關節脫位為準，就是說骶髂關節脫位應以髂骨移位的方向而定。其向外向前移位，稱骶髂關節前脫位或外脫位。相反，髂骨向內向後移位，應稱骶髂關節後脫位或內脫位。

2. 與腰部勞損和腰椎間盤突出症鑒別

病人的主訴常常是腰痛，而且還能指出痛點在腰骶部，經常按腰部勞損治療的病例屢屢發生。另外骶髂關節半脫位疼痛放射到臀、腹股溝和大腿外側，按腰椎間盤突出症治療也屢見不鮮，有甚者治療幾年而不悟。

3. 骶髂關節復發性與習慣性半脫位

骶髂關節半脫位特別容易復發，反覆脫位病例常有發生。一些病例發展成習慣性半脫位，竟有一例脫位者達50次之多。一些病例由於日常活動，如扭腰、上下車、上下樓、穿鞋、穿襪、穿褲、下蹲、翻身均能復發，但是多數病例說不清復發的原因，可以說是防不勝防。老年和女性多見，反覆發作，復位不難，錯位亦容易。

4. 腰椎間盤突出症常常合併同側　骶髂關節半脫位，可能是與同側肌萎縮無力、韌帶鬆弛有關。

第二節　髖關節後脫位

髖關節由股骨頭與髖臼構成，是典型杵臼關節。髖關節構造既堅固又靈活，既有負荷軀幹重量並傳導至下肢，又有相當範圍的活動。處於全身中段，負擔因槓桿作用而產生的強大重力。

髖關節的髖臼周邊有軟骨性髖臼唇，使之加深超過半球，股骨頭呈球狀，二者相當匹配。股骨頭凹有股骨頭韌帶與髖臼相連，增加其穩定性。股骨頸常與股骨幹成一定角度，具有力學意義，增加髖關節的活動範圍。周圍有強大而緊張的韌帶保護和豐厚的肌肉覆蓋，如此解剖特點，髖關節遠比肩關節穩定，脫位機率較小。

髖關節囊厚而堅硬，其纖維層前部較厚，後下部及內下部較薄弱，又無堅韌的韌帶及肌肉加強，形成薄弱點，在暴力作用下，股骨頭可從此處脫出。

一、病因與發病機制

髖關節後脫位多因間接暴力所致。當髖關節處於屈曲、內收、內旋位時，股骨頸前面緊抵髖臼前緣成為槓桿支點，暴力從膝前方撞擊，股骨頭從關節囊薄弱的後方脫出髖臼，發生後脫位。

髖關節後脫位發生時，由於髖關節屈曲的角度不同，股骨頭脫出的位置亦有所不同。髖關節屈曲小於90°時，股骨頭的位置多位於髖臼後上方的髂骨部，形成後上方脫位；當髖關節屈曲90°時，股骨頭多停留在髖臼後方，稱後方脫位；當髖關節屈曲大於90°時，股骨頭脫向髖臼後下方，停留在坐骨結節部，稱髖關節後下方脫位。

股骨頭脫出關節囊，造成股骨頭圓韌帶斷裂，關節囊後壁撕裂，關節後方的血管及神經損傷。由於前面髂股韌帶和關節囊的完整，具有強大拉力使患髖屈曲、內收、內旋。後脫位在髖關節脫位中最為多見（圖11–2–1）。

二、臨床表現與診斷

有明顯暴力外傷史，傷後髖部疼痛、腫脹、畸形、功能障礙。

患側下肢屈曲、內收、內旋、短縮畸形。膝部靠近健側大腿下1/3處，呈粘膝徵陽性。大粗隆向後上移位，在髂前上棘與坐骨結節連線之上的臀部可觸及隆起的球形股骨頭。髖關節主動活動喪失，被動活動時，出現疼痛加重和彈性固定。若髂股韌帶斷裂，則肢體短縮。

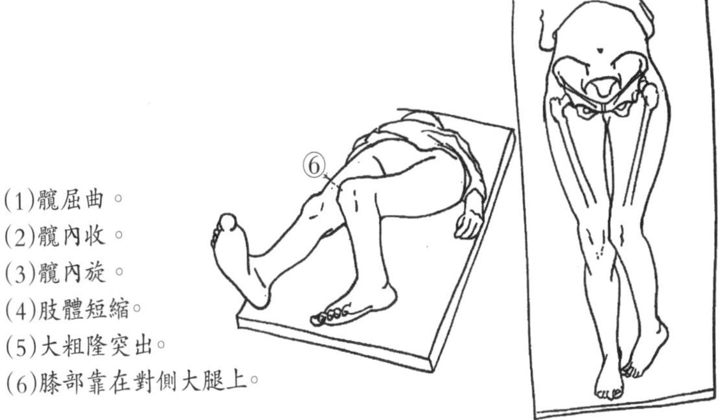

圖11-2-1(1)　髖關節後脫位典型畸形

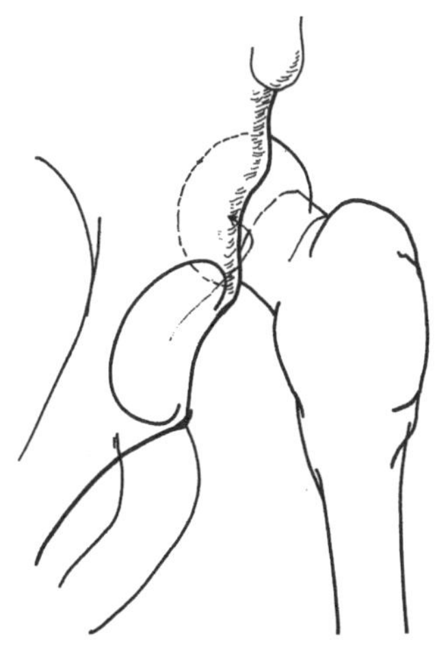

圖11-2-1(2)　髖關節後脫位

若合併坐骨神經損傷，則以腓總神經損傷為主，表現足下垂，足背伸無力，小腿外側及足背外側感覺障礙。若合併股骨幹骨折，則大腿明顯腫脹、疼痛、異常活動和骨擦音，並有成角、短縮畸形。

影像檢查 X光骨盆正位片與髖關節軸位片顯示有無脫位和脫位類型以及股骨頭、股骨頸有無骨折，並顯示股骨頭呈內收、內旋位，置髖臼後外方，小粗隆變小，股骨頸變短，申通線（股骨頸內側緣與閉孔上緣連成的弧線）中斷。

CT檢查更能顯示髖關節脫位類型及股骨頭、頸及髖損傷情況。MRI對觀察髖關節周圍組織損傷、髖臼盂唇撕裂、關節腔出血情況比CT更清楚；晚期可識別股骨頭有無缺血性壞死。

三、併發症

1. 早期併發症

（1）**髖臼緣骨折** 因股骨頭脫位撞擊，髖臼邊緣小片骨折，可隨復位整復；骨折片較大可能影響關節的穩定，或嵌入關節腔。

（2）**合併其他骨折** 脫位時股骨頭、頸併發骨折，影響股骨頭血運，易發生股骨頭缺血性壞死。暴力強大時引起股骨幹上1/3骨折，復位同時一併處理。

（3）**神經損傷** 坐骨神經損傷，脛前肌無力，小腿前側及足背外側皮膚感覺障礙。

2. 晚期併發症

（1）**股骨頭缺血壞死** 由於脫位時，股骨頭韌帶斷裂、股骨頸骨折，使股骨頭供血中斷而發生缺血性壞死。

（2）**創傷性關節炎** 由於脫位時關節內骨折復位不良，骨折片損傷關節面軟骨而致創傷性關節炎；股骨頭缺血性壞死後也繼發創傷性關節炎。

（3）**關節鈣化**　關節內外出血，血腫纖維化、機化、鈣化，影響復位和髖關節功能。

四、髖關節脫位治療

（一）治療原則

（1）早期復位：新鮮髖關節脫位，不超過24小時，應以手法閉合復位為主。

（2）合併股骨幹骨折，先整復脫位，再復位骨折。

（3）對難以復位的脫位，或合併髖臼、股骨頭、股骨頸骨折者，應早期手術復位內固定。

（4）復位應在全麻或腰麻、硬膜外麻醉下進行，減輕病人疼痛，鬆弛肌緊張，便於復位。

（二）手法復位

1. 屈髖拔伸法

患者仰臥平板上，助手雙手按壓患者雙側髂前上棘，固定骨盆。術者面對患者，將患側下肢屈髖、屈膝90°，小腿騎於胯下，以前臂和肘托提患肢窩，先在內收、內旋位，順勢拔伸，然後垂直向上拔伸牽拉，使股骨頭接近關節囊破口處，略旋轉患肢，促使股骨頭滑入髖臼，當聽到入臼聲時，伸直患肢，即復位成功（圖11–2–2）。

2. 迴旋法

患者仰臥位，助手雙手按壓在髂前上棘，固定骨盆，術者一手握患側踝關節，以另一肘部托提窩，在向上牽引

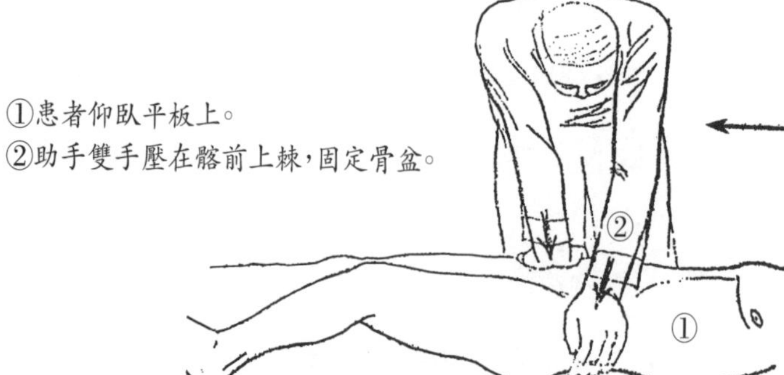

圖11-2-2(1)
髖關節後脫位屈髖拔伸法復位

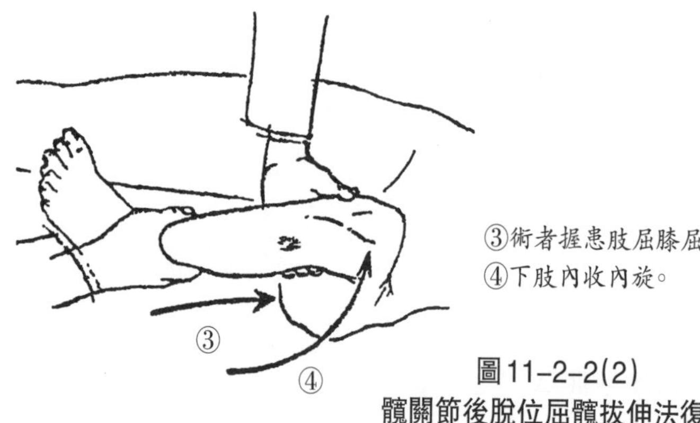

圖11-2-2(2)
髖關節後脫位屈髖拔伸法復位

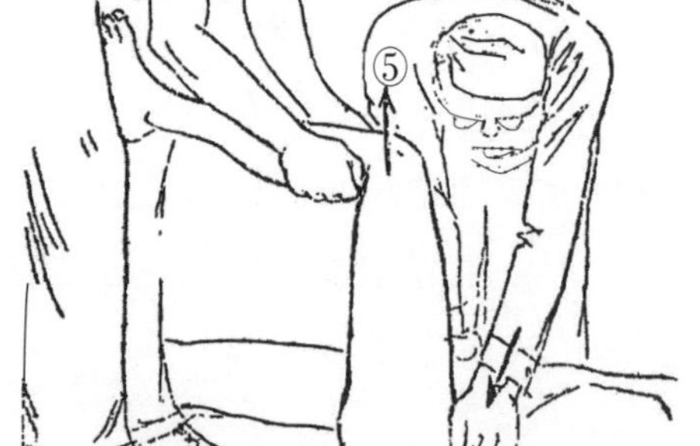

圖11-2-2(3) 髖關節後脫位屈髖拔伸法復位

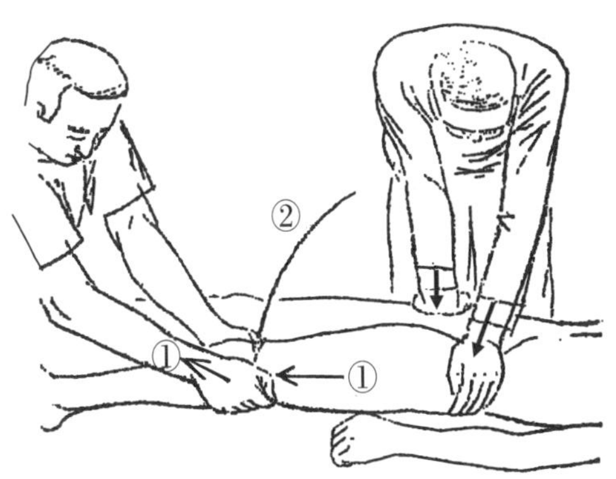

圖11-2-2(4)　髖關節後脫位屈髖拔伸法復位

的基礎上，將大腿內收、內旋，再屈曲髖關節，使膝貼近腹部，然後將患肢外展、外旋、伸直。當聽到股骨頭入髖臼聲時，即復位。此法利用槓桿力，以髂股韌帶為支點，將股骨頭送回髖臼。動作輕柔而順勢，用力而不粗暴，防止次生性損傷，特別預防股骨頸骨折（圖11- 2-3）。

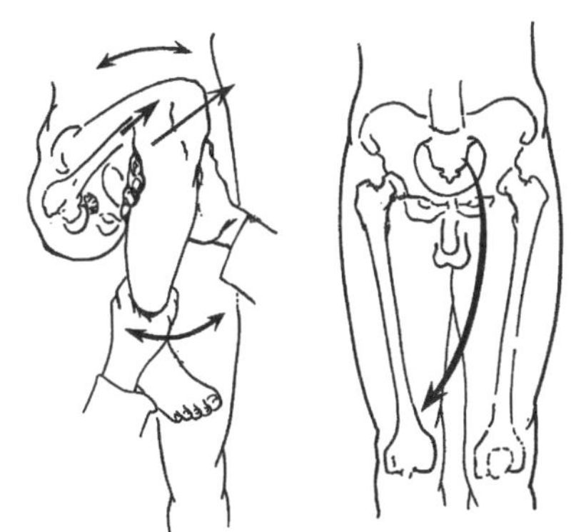

圖11-2-3　髖關節後脫位迴旋法復位

3. 拔伸足蹬法

患者仰臥，術者兩手握住患側踝關節，用同側足外緣蹬於坐骨結節及腹股溝內側，手拉足蹬協同用力對抗，兩手略旋轉患肢，直達復位（圖11–2–4）。

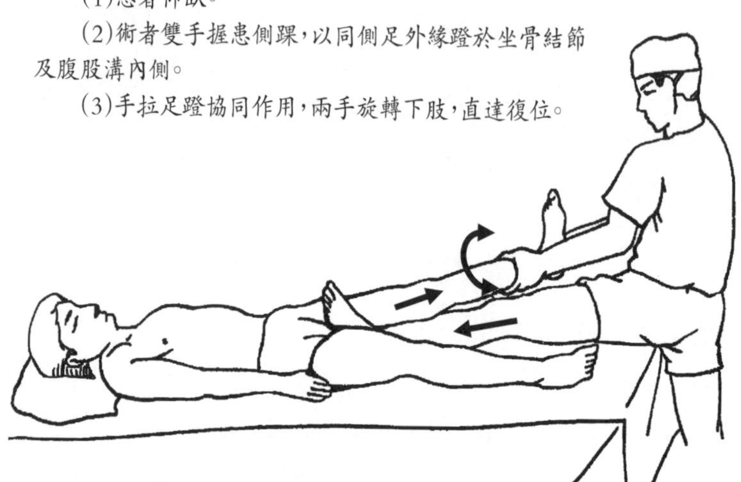

圖11–2–4　髖關節後脫位足蹬法復位

4. 俯臥下垂法

患者俯臥在床沿，雙下肢置於床外。一助手將健肢保持伸直位，患肢下垂屈膝90°，以其重量向下牽引，另一助手固定骨盆。術者一手握踝關節上方，另一手提小腿屈膝加壓膕窩，增加牽引力，並輕轉大腿，使股骨頭滑入髖臼而復位（圖11–2–5）。

（三）固定方法

後脫位復位後，下肢伸直、外展30°位持續皮牽引3～4週。如合併髖臼緣骨折，牽引延長到6週。

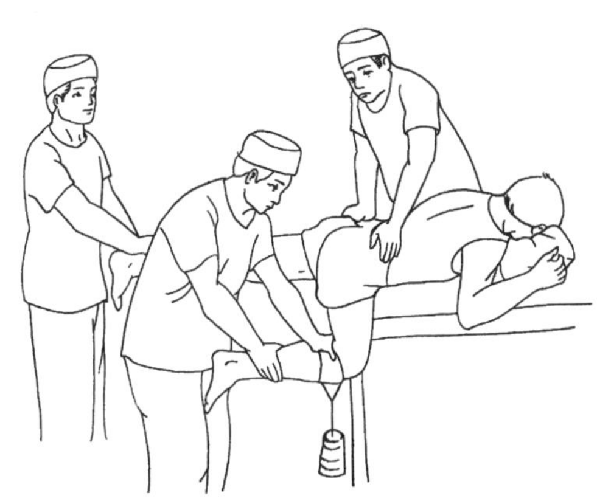

(1)患者俯臥於床沿，下肢置床外。

(2)一助手拉伸健肢，患肢下垂屈膝90°以重物向下牽引，另一助手固定骨盆。

(3)術者一手握踝上方，另手加壓屈曲窩，加大牽引力，輕轉大腿，使股骨頭入髖臼。

圖11-2-5 髖關節後脫位俯臥下垂法復位

(四)手術復位適應證

1. 手法復位失敗者

2. 合併骨折

(1) 後脫位有大塊髖臼緣骨折，影響關節穩定性，妨礙手法復位者。

(2) 合併股骨頭、股骨頸骨折。

3. 合併神經損傷

坐骨神經受擠壓或損傷，復位後不能解除壓迫，應手術探查。

4. 陳舊性脫位

超過6個月以上，不應再復位，應考慮截骨術或人工股骨頭置換術。

(五)康復鍛鍊

(1) 在整復後牽引中，即可進行股四頭肌舒縮及踝關節屈伸練習。

（2）牽引解除後，床上做髖關節、膝關節屈伸運動，及髖關節內收、外展、內旋、外旋鍛鍊。逐步扶拐不負重步行鍛鍊。

（3）3個月後，如股骨頭無壞死，方可下蹲、行走等鍛鍊。

第三節　髖關節前脫位

一、病因與發病機制

當髖關節因暴力極度外展、外旋時，大粗隆頂部抵住髖臼上緣成為支點，股骨頭受到槓桿作用被頂出髖臼，突破關節囊前下方，形成前脫位。

若股骨頭停留在髖臼前沿，稱前方脫位；脫位後若股骨頭停留在恥骨支水平，稱恥骨型脫位，可致股動脈、股靜脈受壓，而出現下肢循環障礙；若股骨頭停留在閉孔處，稱閉孔脫位。後者比較多見，可壓迫閉孔神經而出現股內側區域性麻痹（圖11–3–1）。

二、臨床表現與診斷

患側下肢呈外展、外旋和輕度屈曲的典型畸形，較健肢延長。恥骨型脫位可在腹股溝觸及球形隆起的股骨頭，若壓迫股動、靜脈出現下肢血循環障礙，表現股部蒼白、青紫、發涼、足背動脈及脛後動脈波動減弱或消失。若股

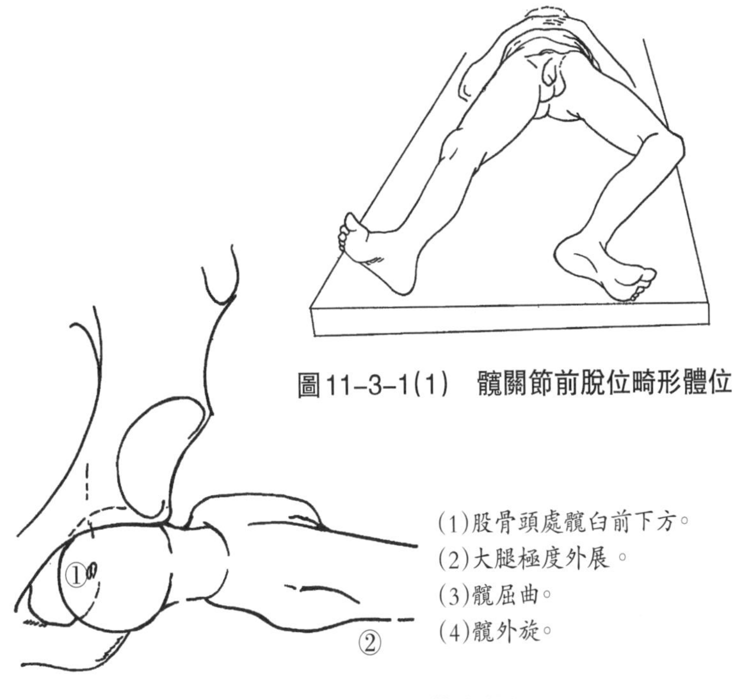

圖11-3-1(1)　髖關節前脫位畸形體位

圖11-3-1(2)　髖關節前脫位

神經受壓，則股四頭肌無力，大腿前側皮膚感覺遲鈍、麻木。閉孔型脫位，在閉孔附近可及股骨頭，下肢過度外展、外旋，若壓迫閉孔神經，出現大腿內側肌肉運動障礙和皮膚感覺異常。X光片可見股骨頭在髖臼前方、閉孔內或恥骨上肢附近，股骨外展、外旋，小粗隆完全顯露。

三、手法復位

1. 屈髖拔伸法

患者仰臥平板上，一助手雙手按壓髂前上棘，固定骨盆，另一助手牽小腿，然後將患肢逐漸屈膝90°，並在髖關節外展、外旋位漸漸向上拔伸直至屈髖90°，同時術者雙手環抱大腿根部，向後外方按壓，使股骨頭回納髖臼內（圖11-3-2）。

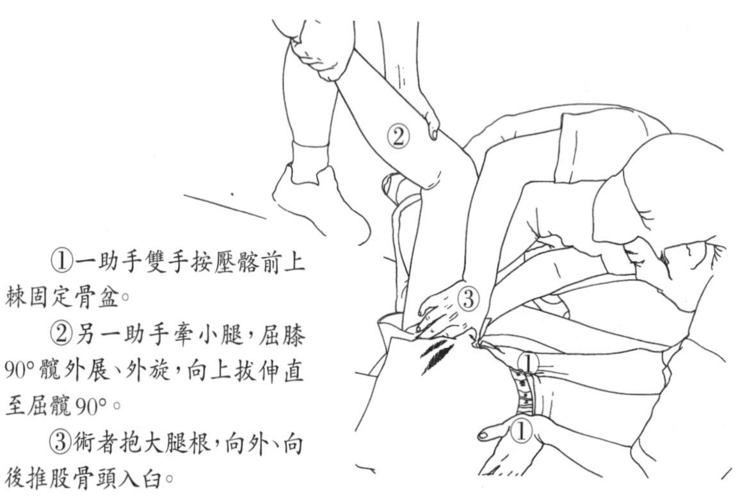

圖11-3-2　髖關節前脫位屈髖拔伸法復位

2. 側牽復位法

患者仰臥位，一助手雙手按壓髂前上棘，固定骨盆，另一助手在大腿根部套一布帶，向上方牽拉，術者持膝、踝連續屈伸髖部，同時逐漸內收、內旋，當感到腿部突然彈動，並聽到復位響聲，畸形消失，為復位成功（圖11-3-3）。

3. 反迴旋法（即與後脫位迴旋法相反）

患者仰臥位，助手以雙手按壓髂前上棘，固定骨盆，術者立於患側，一手握踝部，另一手肘托提窩，在向上牽拉基礎上，將大腿外展、外旋，再使髖關節極度屈曲，然

(1)助手按髂前上棘，固定骨盆。

(2)另一助手向上牽拉套在大腿根部的布帶。

(3)術者持膝、踝連續屈伸髖關節，同時逐漸內收、內旋股骨頭進入髖臼。

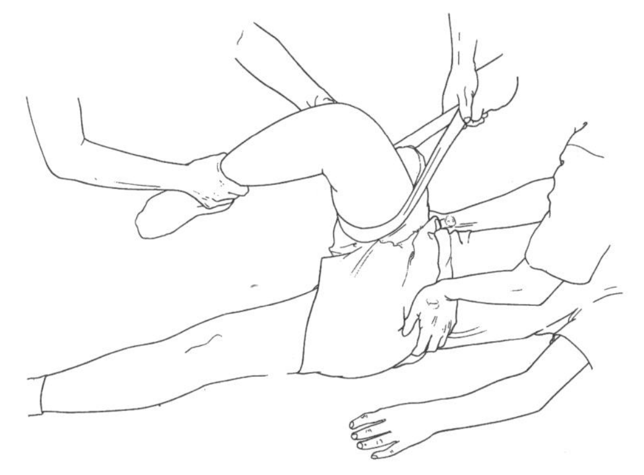

圖11-3-3　髖關節前脫位側牽復位法

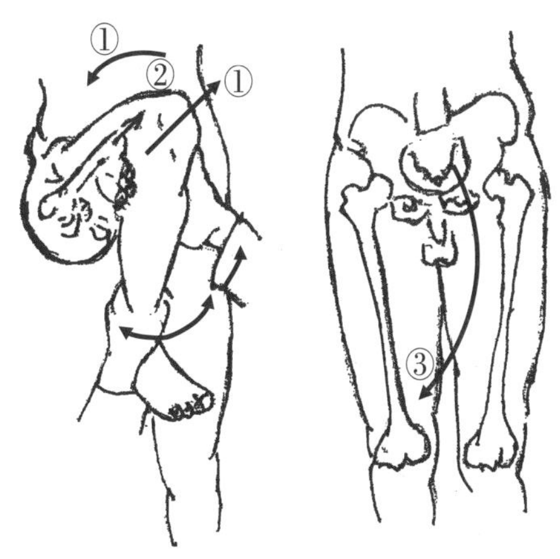

①在持續牽引下大腿外展、外旋。

②然後再使屈曲大腿接近腹部再內收、內旋，股骨頭進入髖臼。

③放大腿呈伸直位。

圖11-3-4　髖關節前脫位反迴旋法復位

後使患肢內收、內旋、伸直。聽到股骨頭回入髖臼聲，即已復位（圖11-3-4）。

四、術後固定

復位後，將下肢置內收、內旋、伸直位，皮牽引4週。

第四節　髖關節中心型脫位

一、病因與發病機制

暴力從外側作用大粗隆外側時（如車禍），可傳遞到股骨頭而衝擊髖臼底部，引起臼底骨折，當暴力繼續作用時，股骨頭連同髖臼的骨折片一同進入骨盆腔，形成中心型脫位；或暴力（如高處墜落足跟著地）在髖關節輕度外展位，沿股骨縱軸傳遞到股骨頭，衝擊髖臼底骨折，股骨頭突入盆腔。嚴重的脫位，股骨頭整個從髖臼底骨折處穿入骨盆腔，因股骨頸被骨折片嵌夾，髖關節疼痛明顯（圖11-4-1）。

①髖臼底骨折。
②股骨頭可在髖臼內或進入盆腔。

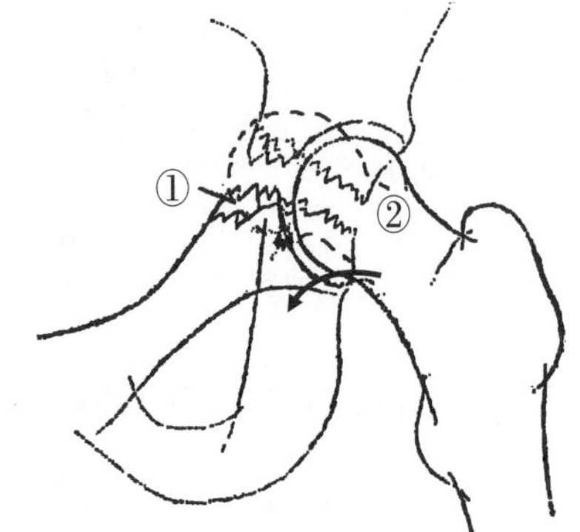

圖11-4-1　髖關節中心型脫位

二、臨床表現與診斷

一般腫脹不明顯，脫位嚴重者，肢體短縮，闊筋膜張肌和髂脛束鬆弛，大粗隆摸不清，軸心叩痛。若骨盆骨折時，擠壓分離試驗陽性，若盆腔血腫，下腹部疼痛，指肛檢查傷側觸痛。

三、手法復位

1. 拔伸扳拉法

適用脫位輕微病例。患者仰臥，一助手握患踝，足中立位，髖外展30°，與托住腋下的另一助手行反牽引。術者立於患側，一手向外牽套在大腿根的布帶，另一手推骨盆向健側，將內脫之股骨頭拉出，當摸到大粗隆，與健側對比，兩側對稱時，即復位完成（圖11-4-2）。

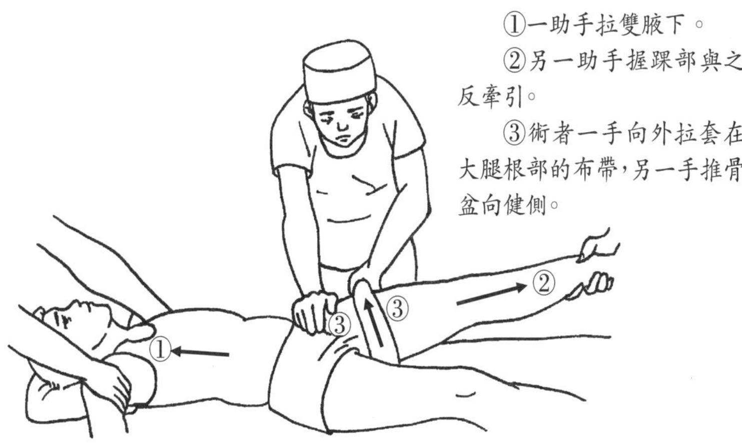

圖11-4-2　髖關節中心型脫位拔伸扳拉法復位

2. 牽引復位法

適用於股骨頭突入骨盆腔較多者。患者仰臥位，行股骨髁上骨牽引，重量8～12kg，逐步復位。若復位不成

功，另做大粗隆骨牽引（大粗隆前側垂直向後鑽入克氏針，連接牽引弓）5～7kg。向下向外兩個牽引合力，應與股骨頸縱軸方向一致，便將股骨頭拉出骨盆，同時髖臼底骨折不同程度復位。解除側方牽引，股骨髁上牽引繼續8～10週（圖11-4-3）。

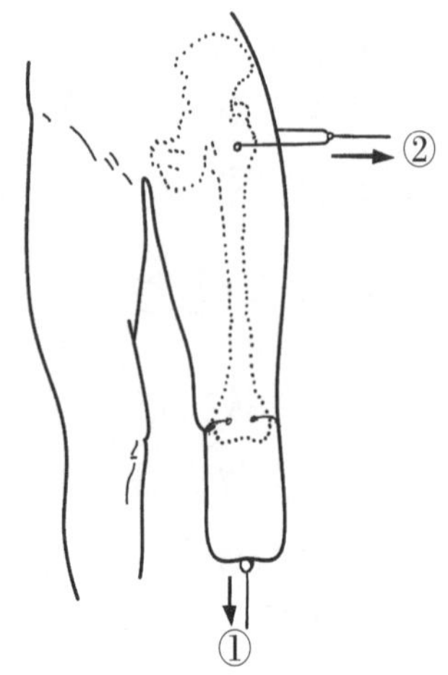

①股骨上髁骨牽引。
②大粗隆骨牽引。

圖11-4-3
髖關節中心型脫位牽引法復位

四、術後固定

復位後，行中立位皮牽引或骨牽引8～10週，待髖臼底骨折癒合後，方可解除牽引。

第五節　髖關節半脫位

一、病因與發病機制

髖關節半脫位是髖關節軟組織損傷造成骨盆傾斜，股骨頭在髖臼內的位置變異，導致髖關節功能障礙。多因髖關節突然過度屈伸和收展，致使關節周圍肌肉、韌帶、關節囊撕裂，肌肉保護性痙攣，骨盆傾斜，股骨頭在髖臼內位置不正，下肢假性延長或短縮，久而久之，腰椎代償性側彎。兒童比成人更多見。

二、臨床表現與診斷

（1）多有輕度髖關節過度活動而損傷的病史。

（2）髖關節疼痛，時有腫脹，屈伸活動受限，並有疼痛加重和跛行。

（3）骨盆傾斜，因而下肢假性延長或短縮。

（4）腹股溝及大粗隆後側壓痛，疼痛可向大腿放散。

（5）若髖關節周圍出現嚴重腫脹、發熱、劇痛、周身惡寒、發燒，應排除髖關節急性化膿性關節炎。

（6）髖關節功能進行性障礙，應排除股骨頭缺血性壞死。

（7）如有低熱、血沉加快等，應考慮髖關節結核。

（8）X光片可見骨盆傾斜，餘無異常所見。

三、手法復位（以右髖為例）

1. 患肢假性延長型

患者仰臥位，一助手雙手按壓髂前上棘，固定骨盆，術者以左手掌根從正側方向推擠股骨大粗隆，右手握患膝在屈曲90°位做持續拔伸，由外而近，由內而遠，反覆旋轉患肢，再屈伸髖關節幾次，即可復位（圖11–5–1）。

2. 患肢假性短縮型

方法同延長型，僅旋轉患肢方向相反，由內而近，由外而遠進行。

術後臥床休息1週後下床活動。

附：髖關節脫位復位討論

（1）髖關節周圍有豐富肌肉、肌腱包繞，當髖關節

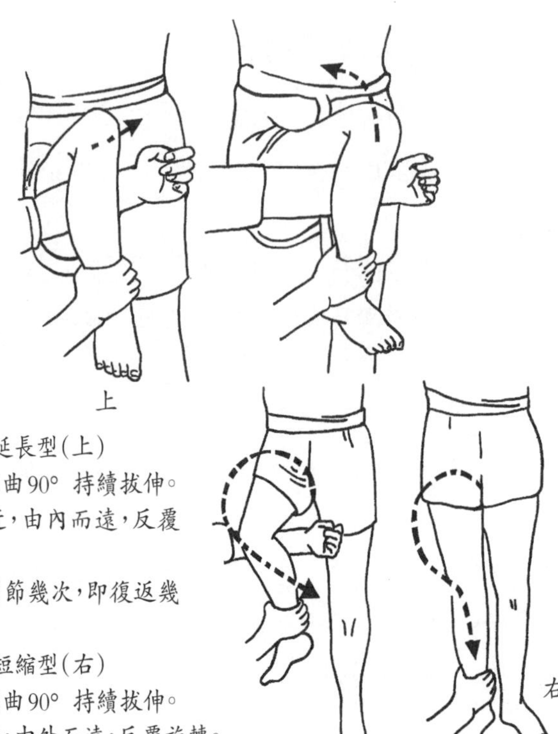

圖11–5–1　髖關節半脫位復位

脫位時肌肉收縮、痙攣，使股骨頭向上移位。關節復位首要將股骨頭拉下到髖臼水平，這便是牽引的作用。牽引時一定要順勢，勿過早旋轉和外展，以防股骨骨折和軟組織損傷。

（2）復位時內、外旋和內收、外展要在股骨頭已近髖臼時，勿操之過急，動作輕柔，防止損傷。

（3）復位後要伸屈髖關節幾次，理順關節囊、韌帶，使股骨頭與髖臼更加吻合。

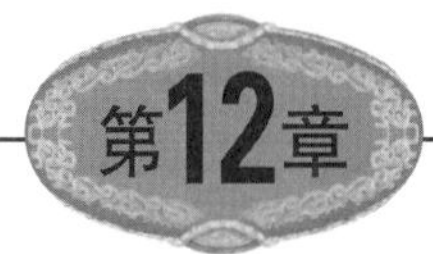

膝部關節脫位、半脫位與錯位

膝關節由股骨遠端關節面、脛骨近端關節面及髕骨的關節面構成。其借助關節囊、內外側副韌帶、前後交叉韌帶、內外側半月板等相連，周圍有諸多堅強韌帶和肌肉、肌腱加固，保持其穩定性和限定一定範圍的運動。

是全身最為複雜的較大關節，主要功能是負重和伸屈運動，屬屈戍關節。屈曲位時有輕度內、外旋運動。

第一節 膝關節脫位

一、病因與發病機制

膝關節因其結構複雜，關節囊周圍有堅強韌帶維持，關節面接觸較寬，因此一般外力很難使其脫位，只有強大的暴力打擊，使周圍軟組織遭到嚴重破壞，穩定性喪失，方能導致脫位。一旦發生脫位，便有廣泛軟組織損傷且合併骨折及動靜脈、神經損傷，後果嚴重。

膝關節脫位由強大直接暴力和間接暴力引起，以直接暴力為多，如高處跌落、車禍、塌方等直接暴力撞擊股骨下端或脛骨上端所致。因暴力作用方向不同，產生不同類型脫位。

二、脫位類型

1. 前脫位

當膝關節屈曲時暴力由前方作用股骨下端，或從後方作用脛骨上端，均使脛骨向前脫出。

2. 後脫位

當屈膝時由前方作用脛骨上端，使其向後脫出。此種類型脫位少見，但損傷極其嚴重。合併交叉韌帶、內側副韌帶、內側關節囊嚴重的撕裂，並可發生肌腱斷裂和髕骨撕脫骨折，同時也常有動、靜脈及腓總神經損傷。

3. 外側脫位

外側直接暴力或膝外翻應力作用股骨下端，使脛骨向外側移位。

4. 內側脫位

強大暴力由外側作用於脛骨上端，使脛骨向內側脫出。

5. 旋轉脫位

為旋轉暴力所致，多在膝關節微屈，小腿固定，股骨發生旋轉，迫使膝關節承受扭轉應力而發生旋轉脫位。可因位置不同分為前內、前外、後內、後外4種類型脫位，以後外脫位居多（圖12–1–1）。

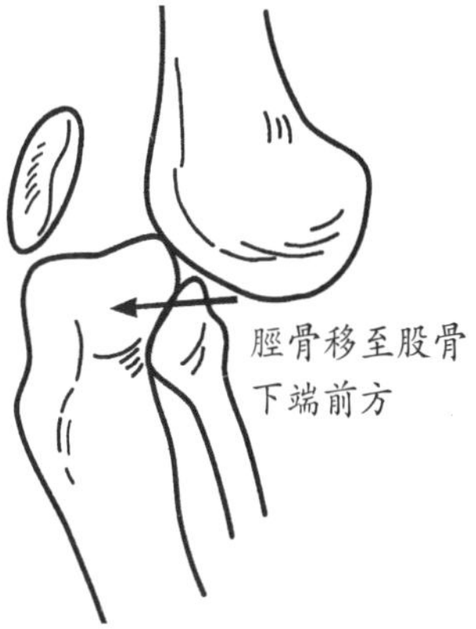

脛骨移至股骨下端前方

圖12-1-1(1)
膝關節前脫位

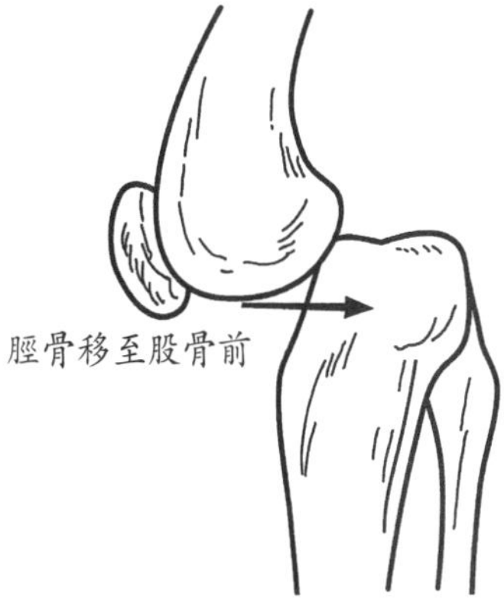

脛骨移至股骨前

圖12-1-1(2)
膝關節後脫位

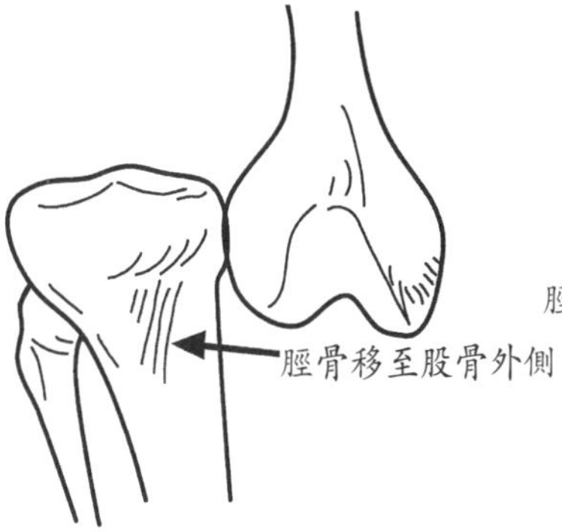

脛骨移至股骨外側

圖12-1-1(3)
膝關節外脫位

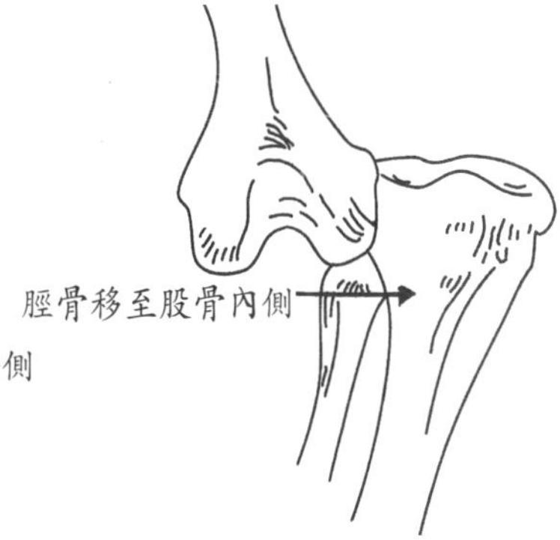

脛骨移至股骨內側

圖12-1-1(4)
膝關節內脫位

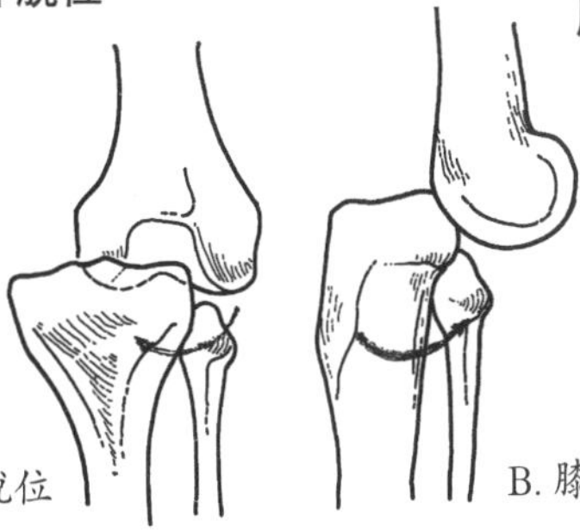

A. 膝關節內旋前脫位

B. 膝關節外旋後脫位

圖12-1-1(5)

三、臨床表現與診斷

（1）有嚴重外傷史，膝關節劇烈疼痛、腫脹、局部青紫、瘀斑，壓痛明顯，關節活動受限、功能障礙。完全脫位畸形明顯；不完全脫位畸形不明顯，可自行復位。

（2）前後脫位膝關節矢狀徑增大，在前或後可觸及脛骨上端，在後或前可觸及股骨下端；側方脫位橫徑增寬，內側或外側可摸到脛骨平臺上緣。

（3）前後交叉韌帶撕裂，抽屜試驗陽性。側副韌帶撕裂，側向分離試驗陽性。早期因韌帶損傷、肌肉痙攣，關節腫脹，試驗難以操作，結果不準確。如可疑血管損傷，上述試驗視為禁忌，待病情穩定數日後再查。

（4）血管損傷主要體徵是足背動脈、脛後動脈搏動消失，足部溫度降低，小腿與足趾皮膚蒼白，感覺減退，needs進行性腫脹。即使足背動脈有搏動，足部尚溫，若足趾感覺消失也明確是缺血徵象；另外，膝以下小腿尚溫，動脈搏動持續消失，亦有動脈損傷的可能。

（5）腓總神經損傷時，脛前肌麻痹，踝關節、足趾背伸無力，足下垂，小腿、足背前外側皮膚感覺減弱或消失。

（6）影像學改變：X光片顯示可明確脫位類型及有無骨折。

CT對股骨髁、脛骨髁、髁間脊平臺骨折顯示更為清楚。

MRI對韌帶、關節囊、半月板損傷診斷有更大幫助。

血管超聲多普勒檢查，必要時可行血管造影，避免動脈損傷遺漏。

肌電圖瞭解神經肌肉的功能狀況，判斷其病理形態改變，對神經損傷有重要價值。

四、手法復位

膝關節脫位一旦確診，應在充分麻醉下儘早手法復位。若合併血管、神經損傷、骨折等根據病情需要決定是否手術探查。

1. 前脫位

患者取仰臥位，一助手以雙手握住患側大腿，另一助手握住患側踝及小腿，在膝關節半屈曲位，對抗牽引，術者以一手把持大腿下段後側向前提拖，另一手置小腿上段由前向後擠壓，如有復位聲，畸形消失，即表示已復位（圖12-1-2）。

(1)一助手握股部向近側牽拉。

(2)另一助手握小腿對抗牽引。

(3)術者一手持大腿下段後側向前提。

(4)術者另手置小腿上段由前向後擠壓。

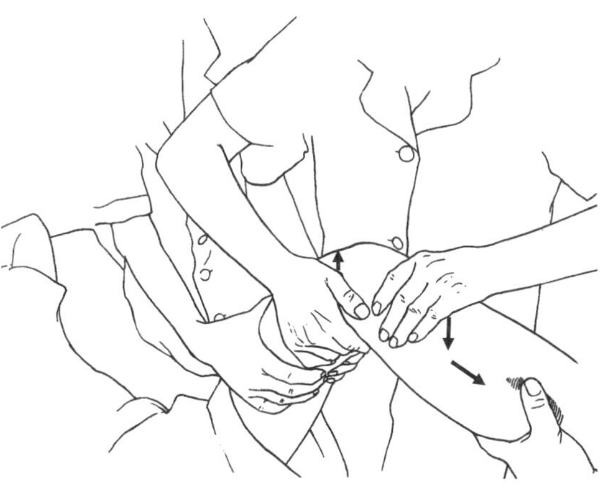

圖12-1-2　膝關節前脫位手法復位

復位後將膝關節輕柔屈伸數次，檢查關節間是否吻合，同時理順關節間的關節囊、韌帶和半月板。檢查足背動脈和脛後動脈搏動及小腿與足的感覺是否正常。

2. 後脫位

在兩助手充分牽引下，術者以一手提托小腿上端後方向前壓，另一手按大腿下段前面向後壓，同時用力即可復位。

3. 內脫位

術者一手置大腿下段外側，另一手置小腿上端內側，在充分牽引下，推擠股骨下端向內，同時推擠脛骨上端向外，兩手用力使膝關節呈外翻位，即可復位（圖12-1-3）。

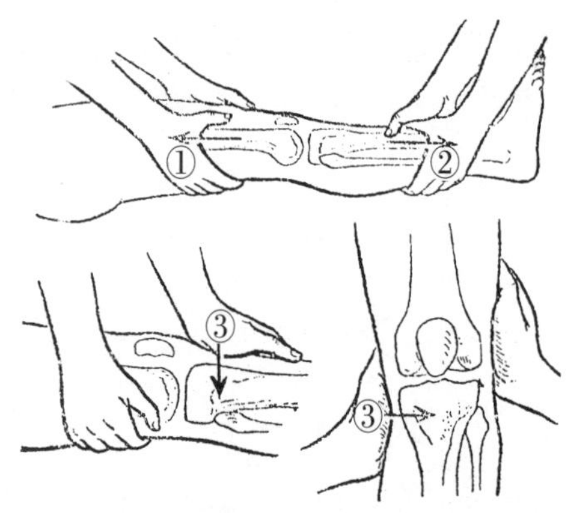

圖12-1-3　膝關節內脫位復位

4. 外脫位

術者以一手置股骨下段內側，另一手置脛骨上段外側，使股骨下端向外，脛骨上端向內，使膝關節呈內翻位，即可復位。

5. 旋轉脫位

在助手充分牽引下使關節內保持足夠間隙情況下，術者雙手抱小腿上段，向脫位相反方向旋轉而復位。當足尖、髕骨、髂前上棘在一條直線上時，說明已復位（圖12-1-4）。

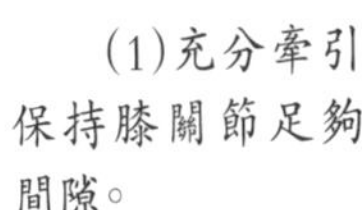

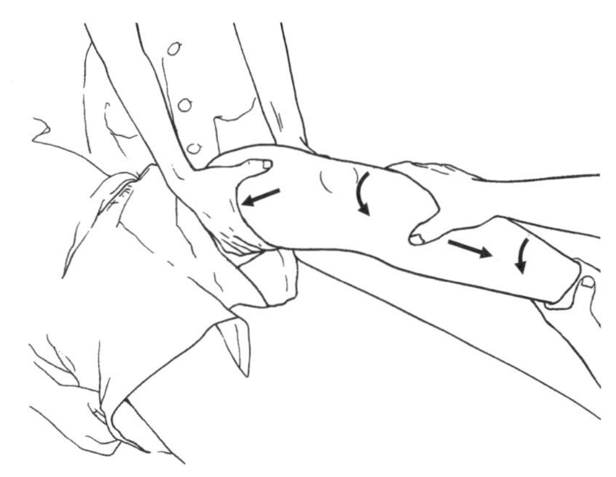

圖12-1-4　膝關節後外旋轉復位

五、術後固定

確定已復位又無血管、神經等損傷後，在無菌操作下，抽出關節腔內的積血，然後包紮。用長腿直角板或石膏托將膝關節屈曲15°～20°中立位固定6～8週。固定前在腓骨頭及骨突處加置棉墊。內脫位在大腿下端外側，小腿上端內側加壓力墊；外側脫位時加墊置於大腿下端內側，小腿上端外側。

禁忌伸直位固定，以防加重血管、神經損傷。固定期

間患肢適當抬高，以利消腫。並觀察肢體腫脹情況，調解外固定鬆緊和位置。注意觀察肢體末梢血運和感覺，發現異常，及時處理。

六、手術適應證

（1）伴有嚴重血管、神經損傷，應早期探查。

（2）合併交叉韌帶、半月板斷裂需手術修補。

（3）關節內骨折，常造成關節面不平整，應手術復位。

（4）關節囊、韌帶斷裂嵌夾於關節間隙，或因股骨髁套鎖於撕裂的關節囊裂孔而妨礙復位者，應手術復位。

七、功能鍛鍊

（1）固定後即開始股四頭肌舒縮及踝、趾關節屈伸活動。

（2）3週後開始膝關節主動屈伸活動。

（3）解除固定後，首先床上做膝關節屈伸運動，待股四頭肌肌力恢復，膝關節屈伸活動穩定後，方可逐漸負重行走。

第二節　髕骨脫位

髕骨是人體最大的籽骨。略呈扁平三角形，底朝上，尖朝下，覆蓋股骨與脛骨兩骨端構成膝關節的前面。髕骨上緣與股四頭肌腱相連，下緣由髕韌帶與脛骨相連，兩側為止於脛骨髁的股四頭肌擴張部包繞，位於股四頭肌腱之中。後面為兩斜形關節面，中央呈縱行隆起的脊，與股骨下端凹形滑車關節面相對應，阻止其向兩側滑動。股四頭肌中股直肌、股中間肌及股外側肌的作用力是向外上方，與髕韌帶不在一條直線上，但因股內側肌止於髕骨內側緣，其下部纖維呈橫向，強而有力防止髕骨向外滑動。

一、病因與發病機制

由於髕骨在解剖和生理上的不穩定性，若出現解剖、生理缺欠，如股內收肌薄弱、股骨外髁發育不良、股四頭肌鬆弛、滑車凹部變淺、髕骨關節面扁平等。一旦受外力作用，很容易滑出股骨滑車，而形成外脫位，應屬習慣性脫位。

當膝外翻、外旋，外力作用於髕骨內緣時，膝內側關節囊撕裂，髕骨完全脫到股骨外髁之外。傷後伸直膝關節可自行復位，或手法推拿復位（圖12-2-1）。

外力作用髕骨外側時，亦可發生髕骨內側脫位，很少見；當股四頭肌腱撕裂，髕骨向下脫位；當髕韌帶撕裂時，髕骨向上移位，稱上脫位。後幾種均稱創傷性脫位。

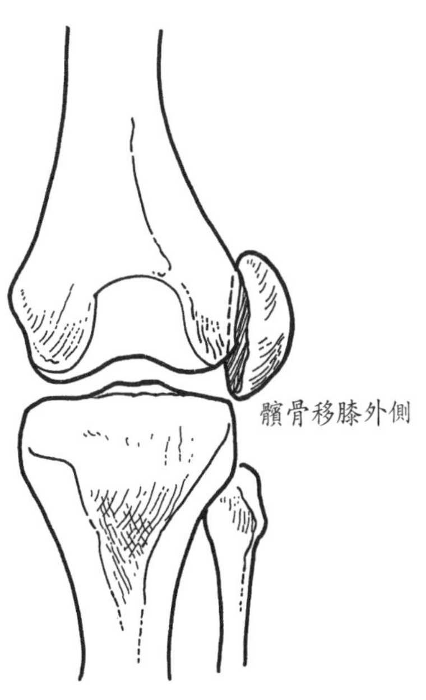

圖12-2-1　髕骨外脫位

髕骨外傷性脫位常發生併發症，如外脫位時，股骨外髁被撞擊，造成股骨外髁骨折；髕骨內緣被股四頭肌擴張部撕裂而骨折；股四頭肌內側擴張部撕裂；股四頭肌腱斷裂；髕韌帶斷裂等。

二、臨床表現與診斷

(一)習慣性脫位

當膝關節屈曲時，髕骨即越過股骨外髁向外脫出，伸直時又復位。行走腿無力，跑步常跌倒。脫位髕骨停留在股骨外髁前外側，膝關節前方塌陷或低平，股骨外髁外側可見隆起的髕骨畸形。局部壓痛、腫脹、關節腔積液。

(二)創傷性脫位

受傷後膝部疼痛、腫脹，呈半屈曲位，不能伸直。膝關節平坦，髕骨向外、向內、向上或向下方脫出畸形，膝關節呈彈性固定。有部分患者就診時已重定，但遺留創傷滑膜炎，關節腔積液、積血，髕骨內緣內收肌止點有明顯壓痛。

三、治　療

(一)習慣性脫位

習慣性脫位需手術治療。手術方法繁多，一般分為兩大類：一是使伸膝裝置達到平衡來治療髕骨脫位，二是切除髕骨同時調整伸膝裝置。

（二）創傷性脫位

1. 手法復位

外脫位 患者取仰臥位，術者立於患側，一手握患肢踝部，一手拇指按於髕骨外側，囑患者屈曲的膝關節逐漸伸直，同時向內推壓髕骨，使髕骨越過股骨外髁而復位（圖12-2-2）。

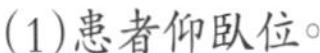
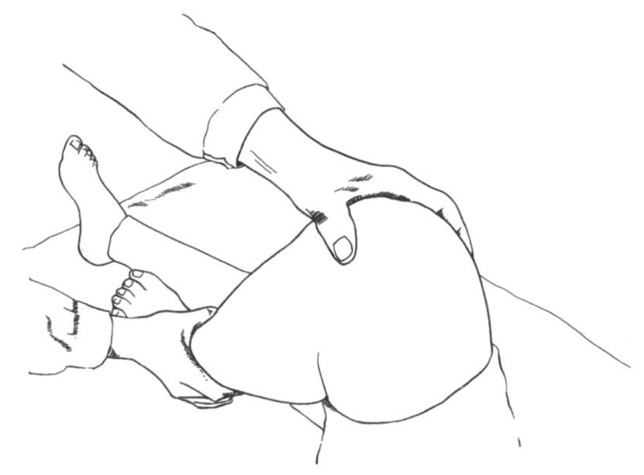

圖12-2-2(1) 髕骨外脫位手法復位

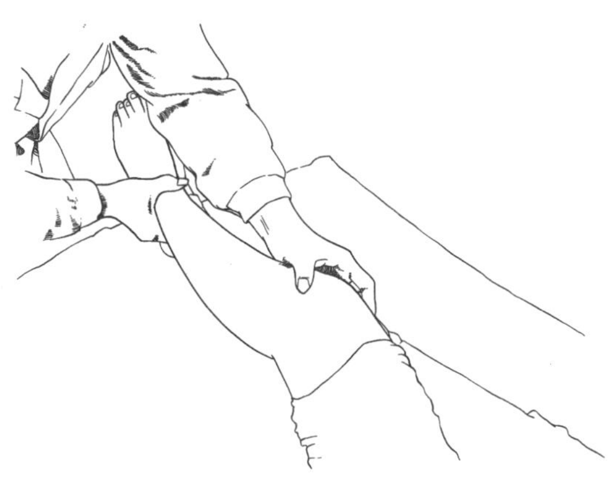

圖12-2-2(2) 髕骨外脫位手法復位

髕骨嵌頓　髕骨與股骨外髁嵌頓，不能自行復位時可以手法復位。患者仰臥位，一助手固定股部，另一助手持踝關節，先使膝關節屈曲外翻，使外側肌肉鬆弛。

術者立於患側，雙手持膝，兩手拇指壓在脫位的髕骨內緣，使髕骨更向外翻轉加大畸形，鬆解嵌頓，令助手將膝關節慢慢伸直，同時術者以兩拇指推擠髕骨向內，即可復位。

上下脫位　如果股四頭肌或髕韌帶斷裂嚴重應手術修補。

2. 術後固定

復位後，如關節腔中有中等量以上積血，應在無菌條件下抽出積血，加壓包紮。

以長腿直角板或長腿石膏托將膝關節置屈曲20°～30°中立位固定2～3週。

3. 功能鍛鍊

固定後即做股四頭肌舒縮活動。解除固定後，加強股內收肌鍛鍊，逐步練習膝關節屈伸活動。早期避免下蹲，防止脫位復發。

(三)手術適應證

（1）股四頭肌擴張部嚴重撕裂。

（2）股內收肌撕裂。

（3）股四頭肌腱斷裂。

（4）髕韌帶撕裂。

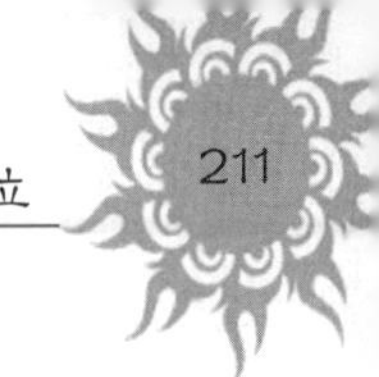

第三節　髕骨錯位

一、病因與發病機制

髕骨是在功能上有保護膝關節，增強股四頭肌肌力，維持膝關節穩定性。當膝關節運動時，髕骨也隨之移動，膝半屈時，髕骨與股骨的髕面相接；過屈時，髕骨下降至髁間窩；伸膝時，髕骨上移，其下部與股骨的髕面相接；膝伸直最後10°～15°是髕骨的功能；旋轉膝關節時，髕骨位置不變。

在過度奔跑、跳躍時，股四頭肌猛烈收縮，超過髕韌帶的制約力，髕骨被牽拉向上，沿股骨軸線方向移位，如果最終不能自動回歸原位，而處稍微不正常位置，便發生髕骨錯位。錯位方向為上方、上內方或上外方。

兒童膝關節發育不全，或股內側肌有陳舊外傷無力，在奔跑、跌倒時發生髕骨錯位。另外，髕骨異常、股骨外髁低平、膝外翻、外旋畸形、髕骨高位、膝關節囊鬆弛、髕韌帶無力及髂脛束痙攣等解剖結構異常，均為髕骨錯位的因素。

二、臨床表現與診斷

（1）有過度跑、跳、扭傷史。

（2）患膝半屈半伸位，伸直時微痛，屈膝疼痛加重，只能直膝行走，不能屈膝下跪。

（3）膝關節無明顯腫脹，膝關節上方飽滿，但無波

動，髕骨上移（與健側對比），且有側方移位。

（4）X光片一般不能顯示髕骨錯位。如有側方移位，可能髕骨與內外髁的間隙不等。

（5）膝關節創傷性滑膜炎也有髕上飽滿，但腫脹明顯，髕上囊有波動，浮髕試驗陽性，很容易鑒別。

三、手法復位

（一）成人髕骨錯位

患者仰臥位，助手立於患側，與患者面對，雙手握踝部，術者亦立於患側，與助手面對，雙手拇指置患髕骨上方，餘4指分別向內外側環扣會合於窩。

首先屈伸患膝數次，然後屈膝，若向內上方錯位，稍內旋伸直患膝，術者拇指由內上向外下推頂髕骨。若向外上方錯位，膝稍外旋伸膝，同時由外上向內下推頂髕骨，如覺移動示復位成功（圖12-3-1）。

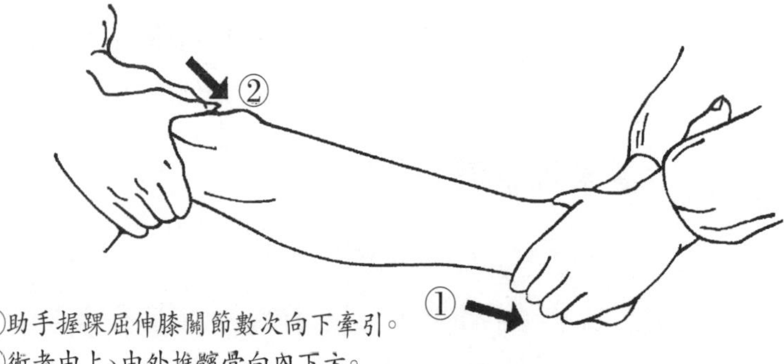

圖12-3-1　髕骨外上錯位復位

(二)兒童髕骨錯位

患兒仰臥位或家長懷抱。術者立於患側，一手握足踝，另手握膝，拇指置髕骨上方，屈伸膝關節數次。

若內上方錯位，稍內旋伸直膝關節，同時拇指由內上向外下推髕骨復位。若向外上錯位，稍外旋伸膝，拇指推髕骨向內向下，即可復位。

四、術後處理

有腫脹者可做遠紅外線照射治療1週，1週內膝關節制動。

五、討　論

1. 錯位方向

與周圍附著肌肉有關，股四頭肌力度遠大於髕韌帶，上緣比下緣強勁，大多是向上方移位。股四頭肌中股直肌、股中間肌和股外側肌的作用力的力線與髕韌帶不在一條直線上，形成一定角度，即股四頭肌牽拉角（即Q角，男性 $<10°$，女性 $<15°$）使髕骨有外移的分力，因此錯位除向上，還要向外錯位，也有少數向內上錯位。

2. 下肢的形態與錯位的關係

新生兒多稱「O」形腿，股四頭肌力線由膝內側通過，隨年齡增長到兩歲「O」形逐漸變小，所以2歲內小兒髕骨錯位為內上方。

2歲以後下肢漸漸形成「X」形，股四頭肌牽拉角比成

人大，股四頭肌力線在外側，故2～10歲兒童髕骨錯位多為外上方。

正常成人股四頭肌牽拉角較兒童為小，男人的股四頭肌牽拉角小於女性，成年人髕骨錯位多為上外型，女性的發病率比男性高。

第四節　半月板錯位

膝關節半月板為兩個半月形的纖維軟骨盤，介於股骨內外髁與脛骨平臺之間，是膝關節緩衝裝置，彌補膝關節面的不相適應的缺欠。

邊緣肥厚而隆起，與關節囊滑膜相連，並有冠狀韌帶將其連結於脛骨髁邊緣，上面光滑凹陷，加強脛骨平臺深度，與股骨髁相接，下面平坦光滑，棲於脛骨平臺上，內緣銳薄游離（圖12-4-1）。

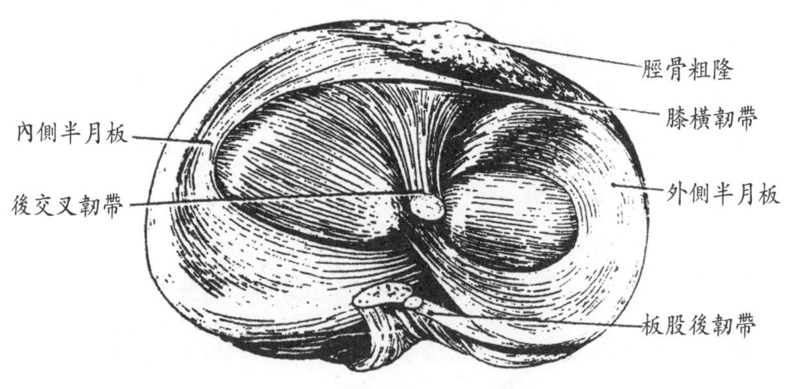

圖12-4-1　膝關節半月板

一、病因與發病機制

半月板隨膝關節屈伸後前移位。當膝關節由伸直位變屈曲位時，半月板隨脛骨平臺向後移位，主要是股骨兩髁將半月板被動推向後側，同時有韌帶牽拉的作用。內旋時，內側半月板後移而外側半月板前移；外旋時，內側半月板前移而外側半月板後移；當關節內壓力減小時半月板向內移，而關節內壓力增大時，半月板向外移。

膝關節屈曲一定角度後受韌帶、肌肉、骨骼等因素阻止，避免半月板過度受壓而損傷，但當關節負重或受異常應力作用產生對半月板擠壓傷，這是因為膝關節屈曲時股骨髁關節面與半月板接觸面最小壓強大所致。

同時腓側副韌帶鬆弛，膝關節失去牢固的穩定性而允許做內收、外展和不同程度的旋轉，內壓增大，半月板被擠壓，以及冠狀韌帶損傷鬆弛，半月板向外側移位。

二、臨床表現與診斷

膝關節有屈伸或旋轉扭傷史。主要表現膝關節疼痛，跑步、上下樓加重，有絞鎖現象，有時跛行。股骨髁與脛骨髁關節間隙壓痛，可觸及突出的半月板邊緣，似有彈動軟骨板感覺。過伸試驗陽性，側壓試驗陽性，麥氏徵一般陰性。

三、手法復位

方法一

患者仰臥位，一助手雙手抱握大腿下段，另一助手雙手握踝關節，膝關節保持在屈曲135°位，做對抗牽引，反覆旋轉小腿，同時術者以拇指向關節內擠壓錯位半月板邊緣，將半月板送入關節內，直到摸不到半月板邊緣為止（圖12-4-2）。

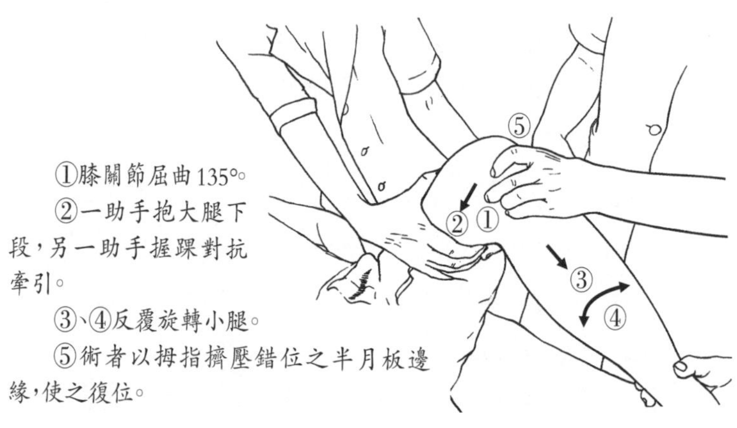

圖12-4-2　膝關節半月板錯位復位

方法二

患者俯臥位，膝關節屈曲90°，膝平床沿，一助手按住膝窩，固定不動，術者彎腰雙手環抱小腿，足背搭在術者肩上，用力上提膝關節，同時內外旋轉小腿，反覆多次，突然膝關節屈曲壓下小腿。檢查摸不到錯位半月板邊緣為止（圖12-4-3）。

術後膝關節制動1～2週。

四、復位機理

（1）當膝關節屈曲90°，兩側副韌帶均較鬆弛，小腿

(1)患者俯臥位，膝關節平床沿屈曲90°。

(2)助手壓在大腿遠端固定之。

(3)術者手握小腿近端，將踝足搭於肩上，反覆旋轉小腿。

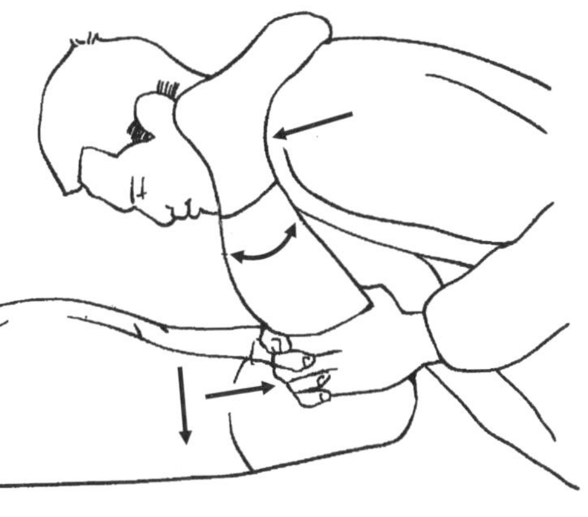

圖12-4-3　膝關節半月板錯位俯臥復位

旋轉的角度因而增大。同時有利於最大範圍的旋轉，在運動中給半月板復位創造機會。

（2）膝關節屈曲45°下牽引，關節內容積增大，關節腔內壓力最小，給半月板向內移動創造條件。

（3）術中膝關節在牽引下，進行屈伸、內外旋轉的反覆活動中，調動半月板後移、前移活動和內外移動，使輕微錯位的半月板在運動中復位。

第五節　腓骨頭半脫位

一、病因與發病機制

近脛腓關節是由腓骨頭關節面與脛骨的腓骨關節面構成。關節囊前壁較厚，後壁較薄，並有韌帶和肌腱加強。脛腓骨間膜對關節穩定有很大作用。腓總神經經過腓骨頭後側，支配脛前肌和小腿、足背外側區域皮膚感覺。

足過度背屈，小腿受扭轉力傷害，關節囊及韌帶損傷，腓骨頭移位於脛骨的腓骨關節面的後側，造成腓骨頭半脫位。如果反覆扭傷，關節囊鬆弛，慢性勞損，便成為腓骨頭習慣性半脫位。

二、臨床表現與診斷

（1）小腿有扭傷史或無明顯病因。

（2）小腿外側沉脹、疼痛，伴踝前疼痛，一般不影響活動，但快走時疼痛加重。

（3）小腿外側及足背有麻木感。

（4）腓骨頭前後，沿腓骨外側及內外踝間均有壓痛。

（5）無腰痛及臀部、股部疼痛。如同時有腰痛，應與腰間盤脫出相鑑別。然而腰椎間盤脫出症合併腓骨頭半脫位不鮮見。

（6）X光片多無異常發現。

三、手法復位

1. 二人復位法

患者仰臥位，助手扣握小腿上端，拇指置在腓骨頭後側向前推壓，餘4指握脛骨內側，術者握足踝，使髖、膝關節儘量屈曲、內收、內旋、伸直，可聞「咔嗒」聲，即已復位（圖12–5–1）。

2. 單人復位法

患者仰臥位，術者面對，一手持小腿上端，拇指按壓

(1)患者仰臥位，助手握小腿上端，拇指扣壓腓骨頭後側，餘4指握脛骨內側。

(2)術者雙手握踝，使髖膝儘量屈曲、內收、內旋，當伸直時可聞「咔」聲即復位。

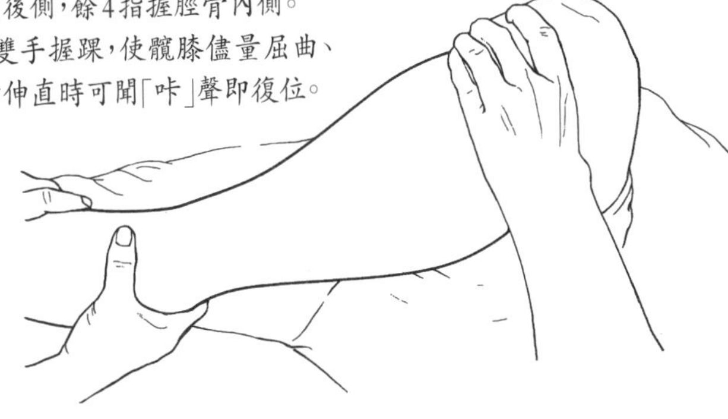

圖12-5-1(1)　腓骨頭半脫位二人復位法

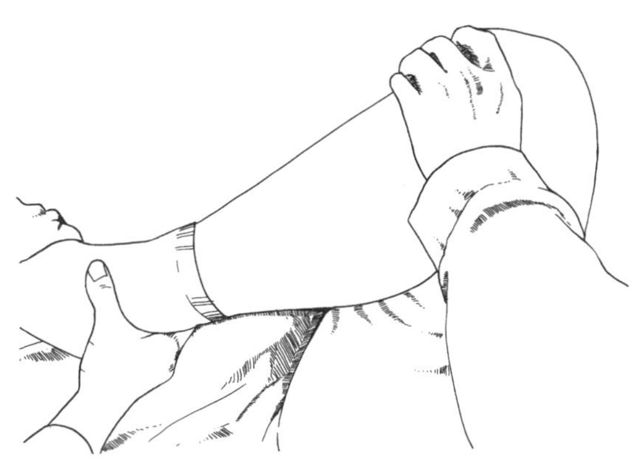

圖12-5-1(2)　腓骨頭半脫位二人復位法

在腓骨頭後側，向前方推壓，餘4指握脛前內側，另手握踝部，使膝、髖關節儘量屈曲、內收、內旋、伸直一氣呵成，聞到「咔嗒」聲，即已復位（圖12-5-2）。

術後彈性繃帶固定1～2週，腓骨頭加棉墊保護腓總神經，固定期間禁止小腿旋轉和足伸屈、內外旋等活動。

(1)患者仰臥，患膝屈曲90°。

(2)術者一手拇指按在腓骨頭後側，一手握持小腿遠端。

(3)儘量屈膝屈髖，接近腹部，突然內收、內旋小腿，聞「咔」聲即復位。

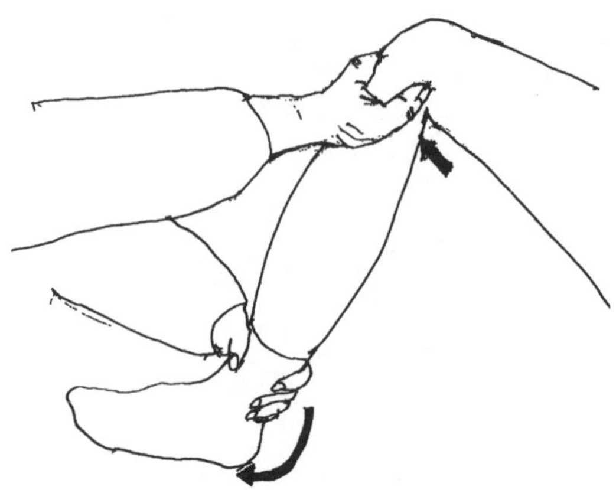

圖12-5-2　腓骨頭半脫位單人復位法

四、討　論

1. 關節類型與錯位關係

脛腓骨近側關節按形狀分兩種。一個是水平型，即關節面扁圓形，有輕度的凹陷，穩定性較好；另一個是斜面型，即關節面較小，形狀變化較大，有較大傾斜度，20°～70°，穩定性較差，易發生脛腓骨關節錯位。

2. 腓骨頭後錯位多的原因

腓骨頭關節面的前方有脛骨外髁盂下緣阻擋，而後面卻無屏障，另外關節囊前厚後薄，以及腓骨只有外旋功能等因素，故脛腓近側關節錯位，多數是腓骨頭向後移位。

3. 腓總神經症狀

腓總神經位於腓骨頭後方，腓骨頭移位和周圍組織常刺激腓總神經，造成小腿前側足背外側麻木，感覺遲鈍，脛前肌、腓骨長肌肌力下降，足背屈，外翻無力。

第13章

足關節脫位、半脫位與錯位

足關節包括距小腿關節（即踝關節）、跗骨間關節、跗距關節、蹠骨間關節、蹠趾關節及趾間關節。

足骨包括跗骨、蹠骨和趾骨。跗骨7塊，分遠近兩列，近列為距骨、跟骨和足舟骨，遠列是3個楔骨和外側骰骨。蹠骨共5塊，位居遠列跗骨與趾骨之間。趾骨共14塊，除拇趾2塊外，餘4趾各3塊。

鄰近各骨均構成關節，有諸多韌帶連結。跗骨多因內外翻、內外旋損傷而發生脫位、錯位；蹠骨與趾骨多因足前部蹠屈或背屈損傷而脫位或錯位。

第一節　踝關節錯位

踝關節即是距小腿關節，是由脛、腓骨下端與距骨滑車構成。脛骨下關節面及其內踝、後踝，與腓骨的外踝共同構成一關節窩，稱踝穴，距骨的滑車嵌合在踝穴中，關節周圍有一系列韌帶、肌腱加固。

關節囊前後鬆弛薄弱，兩側緊張，被韌帶加強。內側有三角韌帶起自內踝尖，附於舟狀骨、距骨和跟骨；外側副韌帶較薄弱分三束，即距腓前韌帶、距腓後韌帶和跟腓韌帶。

踝關節屬屈戌關節，主要做背屈（伸）和蹠屈運動。距骨體前寬後窄，足背屈時，距骨體前部進入踝穴，關節穩固。當足蹠屈時，距骨體後部進入踝穴，踝關節鬆動，可進行內旋、外旋、內翻、外翻和側方運動，容易發生踝關節扭傷和脫位。

一、病因與發病機制

踝關節扭傷發生的踝關節錯位，分為內側錯位、外側錯位、前錯位及後錯位。

內、外側錯位，均為扭傷，如走路不穩、道路凹凸不平、下樓梯踏空、爬山跌倒等，足外翻、外旋則發生內側錯位；若外側著地，內翻、內旋則發生外側錯位。有時可合併內、外踝骨折。

前錯位是由走路時前足翹起，足跟先著地，身體前傾而使內踝向後錯位，形成前錯位。或因跟骨向前，脛腓骨向後，也致踝關節前錯位。

後錯位是因走路足尖或足前部著地，由後方推擠脛腓骨向前，身體向後傾，脛腓骨下端向前翹起，造成後錯位，可合併後踝骨折。

二、臨床表現與診斷

損傷的踝關節輕度腫脹、疼痛、瘀斑、跛行、足不敢著地。如合併韌帶撕裂、骨折時，腫脹明顯，血腫、青紫、彌漫瘀斑。X光檢查距骨與內、外踝間隙不等，可見內、外踝撕脫骨折。

1. 內側錯位

足呈外翻、內旋、內踝平坦、外踝凹陷，內踝壓痛（圖13-1-1）。

2. 外側錯位

呈內翻、內旋、外踝平坦、內踝空虛，局部皮膚緊張，外踝壓痛（圖13-1-2）。

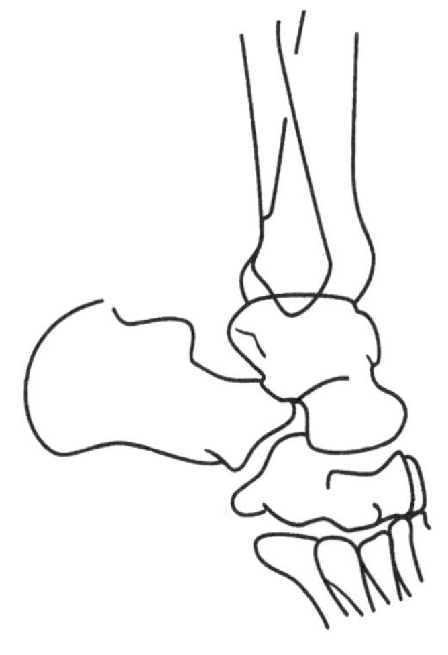

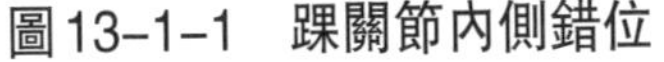
圖13-1-1　踝關節內側錯位

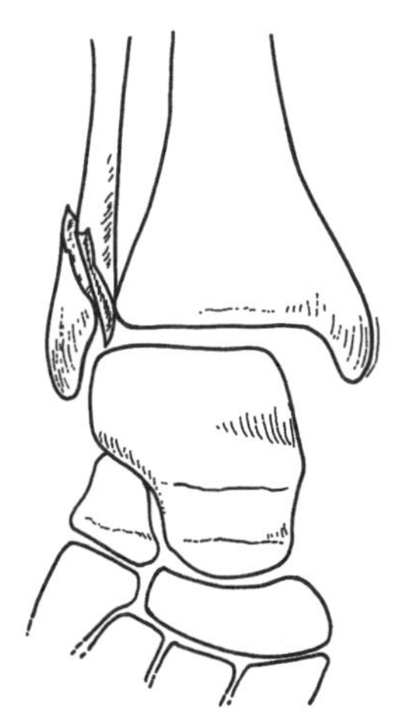

圖13-1-2　踝關節外側錯位

3. 前錯位

踝關節不能蹠屈，踝前輕度腫脹、壓痛（圖13-1-3）。

4. 後錯位

踝關節呈蹠屈，跟骨略突，後踝壓痛，可合併有後踝骨折（圖13-1-4）。

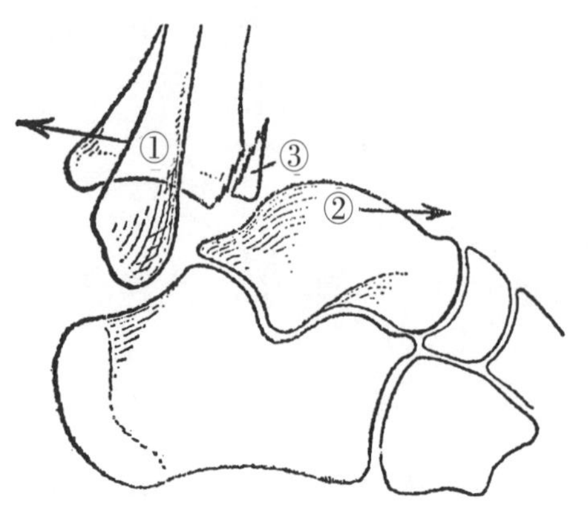

圖13-1-3　踝關節前錯位

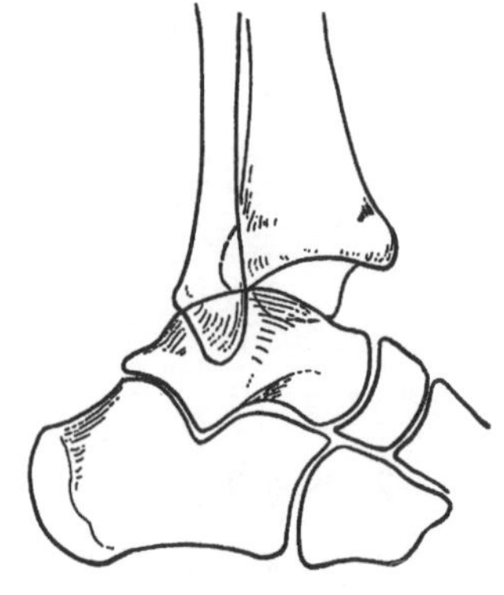

圖13-1-4　踝關節後錯位

三、手法復位

患者取仰臥位，膝關節半屈曲。助手握小腿抬起，術者手持足部，順勢對抗牽引，加大踝關節間隙，以下按錯位方向各論。

1. 內側錯位

術者以一手持足蹠部，另手持足跟，與助手對抗牽引，以兩拇指按壓內踝下方，先向內，突然向外，使足內翻、背屈即復位（圖13-1-5）。

2. 外側錯位

術者一手持足蹠部，另手持足跟，順勢對抗牽引，加大間隙，以兩拇指按壓外踝下方，先向外，瞬間向內，在持續牽引下，使足外翻，即可復位（圖13-1-6）。

3. 前錯位

足跟置床上，足中立位，助手壓小腿遠端，固定踝關

(1)患者仰臥，內踝向上，膝半屈曲。

(2)助手握小腿遠端，術者一手持足跟，一手持足蹠部，對抗牽引。

(3)術者兩拇指按內踝下突出點，先內翻，突然外翻，然後使足極度內翻、背屈。

圖13-1-5 踝關節內錯位復位

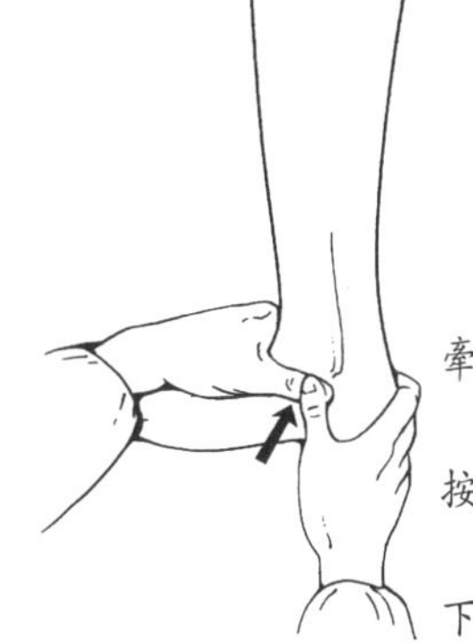

(1)膝半屈曲位，外踝朝上。

(2)助手握小腿遠端，與術者握踝、足對抗牽引。

(3)術者一手持踝，一手持足蹠部，兩拇指按外踝下方。

(4)使踝先向外，瞬間向內，在持續牽引下，足極度外翻，復位。

圖13-1-6 踝關節外錯位復位

節，術者雙手持足蹠部，順勢牽引，適時使足蹠屈，瞬間突然背屈，即可復位（圖13-1-7）。

①屈曲膝關節。

②一助手握小腿牽引。

③術者一手握足跟，另手握前足。

④足蹠屈。

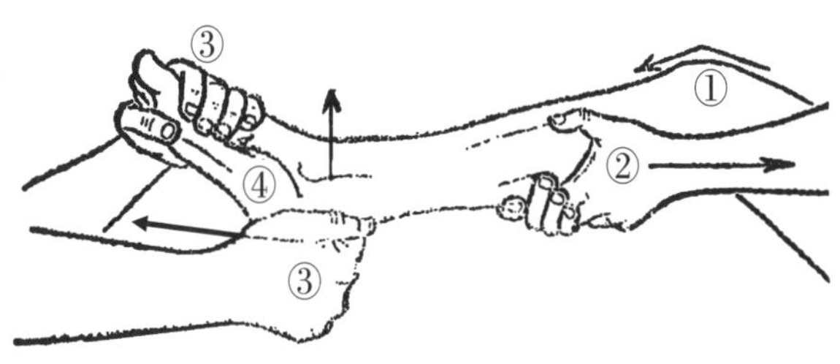

圖13-1-7 踝關節前錯位復位

4. 後錯位

助手持小腿遠端，術者一手持足跟，另手持足蹠，做對抗牽引，加大間隙，同時向後按壓脛腓骨下端，先蹠屈，再轉前提並背屈，即可復位（圖13–1–8）。

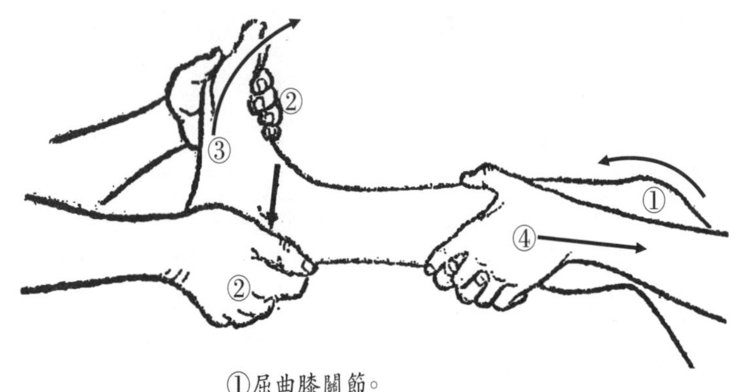

①屈曲膝關節。
②術者一手握足跟，一手握前足。
③足背屈。
④一助手握小腿對抗牽引。

圖13–1–8　踝關節後錯位復位

四、術後固定

（1）輕者毋需固定，24小時後可行熱療或熱水浴，適當制動。

（2）重者膠布或繃帶固定。腫脹明顯時患肢抬高，水調散外敷，踝關節完全制動1～2週。

（3）合併韌帶撕裂或骨折，石膏固定5～6週。骨折片移位明顯可考慮手術復位。

第二節　脛腓骨連結半脫位

一、病因與發病機制

脛腓骨連結是由脛骨的腓骨切跡與腓骨下端內側關節面構成。借脛腓前、後韌帶、骨間韌帶和脛腓橫韌帶使脛腓骨下端緊密連結，尤以脛腓橫韌帶堅強有力，保持其穩定性，防止脛腓骨沿距骨向前移位。

只有在暴力作用下，韌帶撕裂，方可使腓骨下關節面內旋或外旋，移位到脛骨腓骨切跡的前側或後側，或者脛骨下端沿距骨向前或向後移位，發生脛腓骨連結半脫位。多半有外踝骨折、距骨脫位。

二、臨床表現與診斷

（1）踝部受到強度背屈或蹠屈的暴力傷害病史，或有踝關節扭傷史。

（2）踝部疼痛，行走與跑步時疼痛加重。踝關節屈伸不適，活動範圍變小。

（3）壓痛可在外踝前側（外旋錯位），也可在外踝後方（內旋錯位）。

（4）外踝略向前移（內旋錯位）或向後移位（外旋錯位）。

（5）X光片一般無明顯改變（圖13-2-1）。

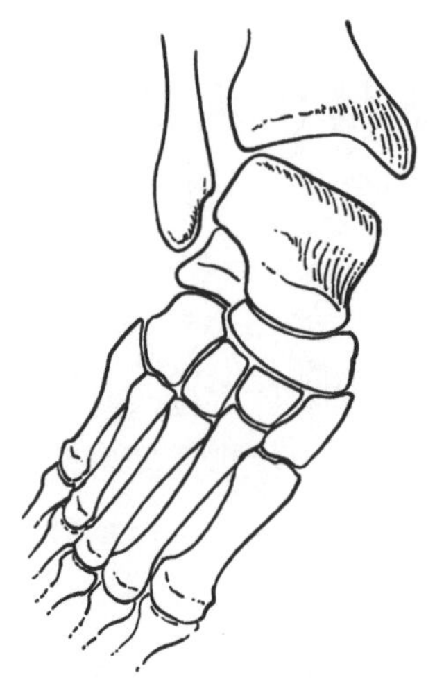

圖13-2-1(1)
脛腓骨分離距骨外移位

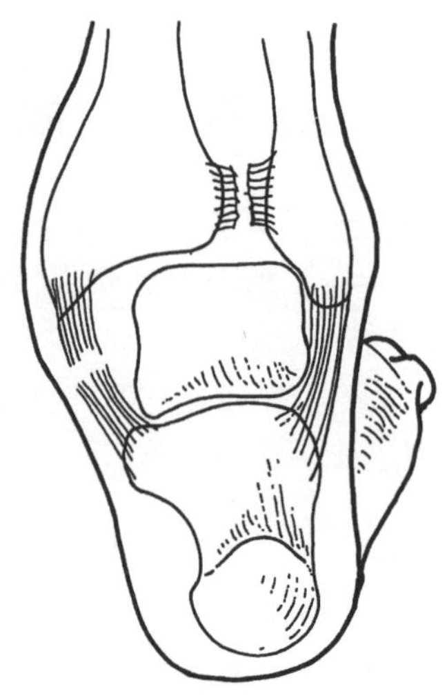

圖13-2-1(2)
脛腓骨分離半脫位

三、手法復位

(一)腓骨下端(外踝)移位

方法一

患者仰臥位，助手握小腿中下段，術者一手握患足蹠部，另一手握足跟部與助手做對抗牽引，以拇指推外踝向前（外旋錯位）同時蹠屈；或以拇指壓外踝向後（內旋錯位），同時背屈，手下有移動感，外踝前或後壓痛消失，即表示復位（圖13-2-2）。

方法二

患者坐床上，踝部伸出床沿，一助手握小腿，第二助手一手握足蹠，另手握足跟對抗牽引，術者兩手分別握住

(1)患者仰臥床上，助手握小腿中下段，術者一手握蹠部，一手握跟部，與助手對抗牽引。

(2)術者拇指推外踝向前，同時蹠屈，手下有移動感即復位。

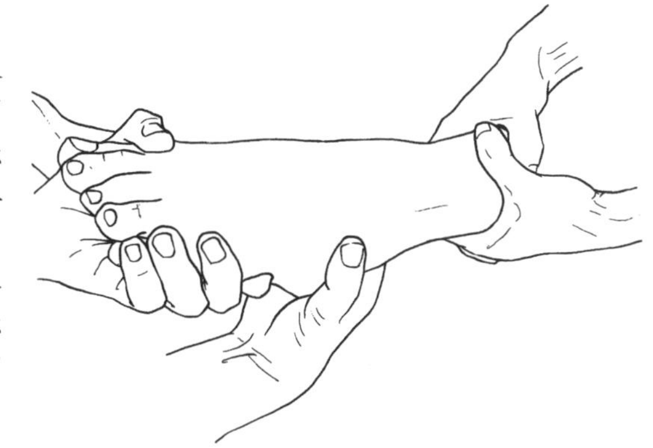

圖13-2-2(1)　腓骨下端外旋錯位復位

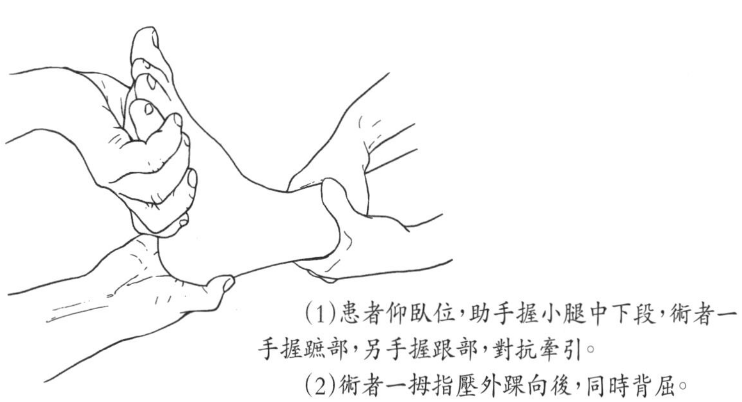

(1)患者仰臥位，助手握小腿中下段，術者一手握蹠部，另手握跟部，對抗牽引。

(2)術者一拇指壓外踝向後，同時背屈。

圖13-2-2(2)　腓骨下端內旋錯位復位

內踝和外踝，在持續牽引下，固定內踝，推外踝向後同時足背屈（內旋錯位）；或足蹠屈時推外踝向前（外旋錯位），若手下有移動感，即復位。

術後彈力繃帶固定內外踝1週。

(二)脛骨下端(內踝)移位

患者仰臥位，助手握患側小腿下部，術者一手握足蹠

部，一手握跟部，拇指按內踝，餘4指固定外踝，維持原位與助手對抗牽引，然後拇指將內踝向前推（脛骨後移位），或將內踝向後壓（脛骨前移位），同時踝關節蹠屈（脛骨後移位）或踝關節背屈（脛骨前移位），手下有移動感，即已復位（圖13-2-3）。

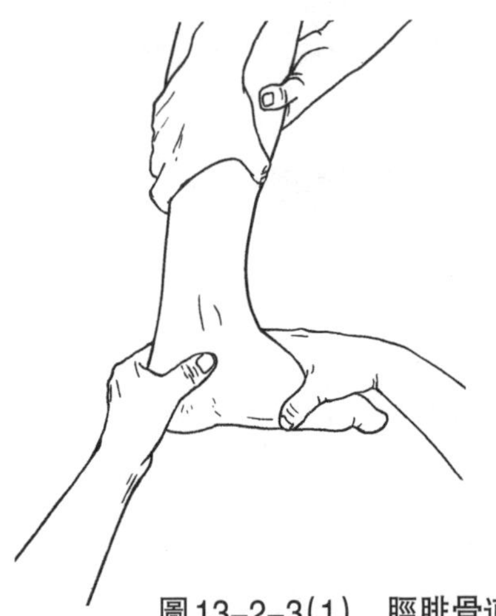

(1)患者仰臥位，助手握小腿下部，術者一手握持蹠部，一手持跟部，拇指按內踝，餘4指固定外踝，兩者對抗牽引。

(2)拇指向前推內踝，踝蹠屈(脛骨後移位)。

(3)或拇指向後壓內踝，踝關節背屈(脛骨前移位)，當有移動感即復位

圖13-2-3(1)　脛腓骨連結脛骨下端脛骨後移復位

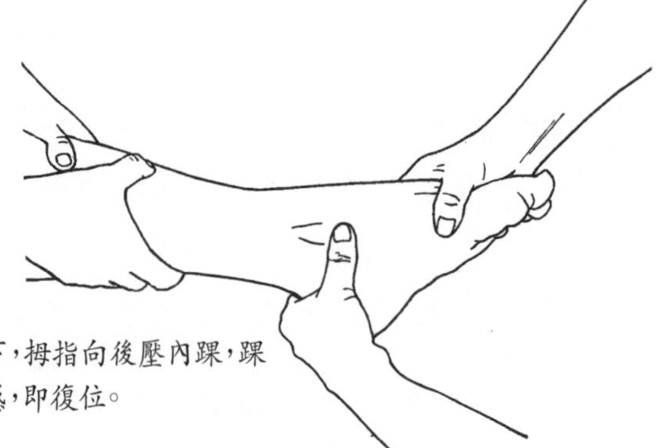

(1)患者仰臥，助手握小腿下部，術者一手持蹠，一手持跟部，拇指按內踝前側，餘4指固定外踝，與助手對牽。

(2)在持續牽引下，拇指向後壓內踝，踝關節背屈，當有移動感，即復位。

圖13-2-3(2)　脛骨下端前錯位

術後處理同外踝移位。

四、討　論

1. 脛腓遠端運動方式是錯位的基本原因

脛腓遠端的運動主要是腓骨關節面繞脛骨的腓骨切跡進行的踝關節背屈和蹠屈。背屈時腓骨遠端向後移動，向外旋轉，脛腓遠端間隙增寬；蹠屈時腓骨則內旋、下降和前移。當遠端局部韌帶撕裂時，脛腓遠端向外旋方向或內旋方向錯位。

2. 手法復位機理

踝關節的背屈和蹠屈時，脛腓骨遠端隨之移動，所以在手法復位中，借助踝關節背屈和蹠屈脛腓遠端暫時失穩狀態，順勢推按錯位的脛腓遠端，便較容易復位。

第三節　距骨周圍脫位

距骨前寬後窄共有6個關節面，上面有5個關節面，與脛骨、跟骨、舟骨構成脛距關節、距跟關節和距舟關節。全部骨質幾乎被關節軟骨包裹，無肌肉附著，血運較差，損傷後易發生缺血性壞死。

其位居足縱弓之頂，是足的支點與活動中心，完成足背屈、蹠屈、內收、外展及內外翻活動。

一、病因與發病機制

暴力下引起距骨周圍跗骨脫位，即指脛距關節正常，

而跟距、距舟關節脫位。由於暴力作用方向不同，發生距骨內脫位、外脫位以及前後脫位。

1. 內脫位

當暴力使足強力內翻，造成距舟關節脫位，暴力繼續作用下跟距關節脫位，形成內脫位，易合併外踝撕脫骨折和距骨頸骨折。

2. 外脫位

強大暴力使足外翻，造成距舟關節脫位，然後跟骨從距骨下向外脫出，形成距骨外脫位，可合併跟骨載距突骨折（圖13–3–1）。

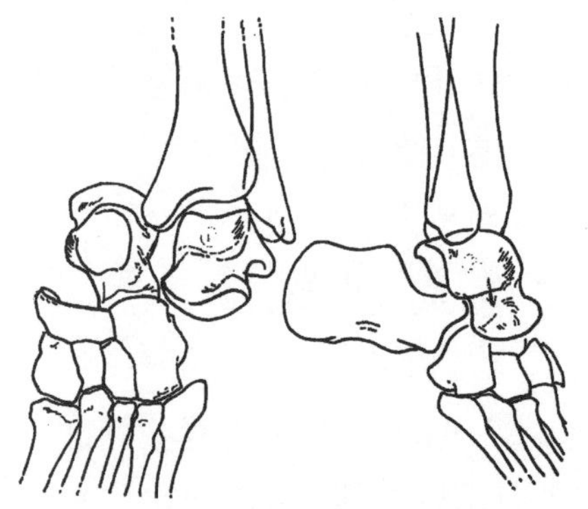

(1)距骨位於踝穴內。
(2)距骨下及距舟關節處內移位。
(3)距骨呈馬蹄位。

圖13–3–1 距下脫位

3. 前脫位

當暴力使足強力背屈時，脛骨關節前緣擠壓距骨頸，推距骨向後移位，引起跟骨和舟骨同時向前脫位，形成前脫位，易合併跟骨載距突骨折。

4. 後脫位

當暴力使足強力蹠屈時，脛骨關節面後緣擠壓距骨後部，使其向前移位，跟骨相對向後移，形成後脫位，易合併舟骨骨折。

二、臨床表現與診斷

踝關節及足疼痛、腫脹、功能障礙，局部瘀斑，彈性固定。內側脫位呈內翻、內旋畸形，足外側皮膚緊張。外脫位時外翻、外旋畸形，足內側皮膚緊張。前脫位時足背屈位，足前部變長，跟骨前移。後脫位，足呈蹠屈位，足前變短，跟骨後突。

X光檢查距骨仍在踝穴內。內脫位時呈內翻畸形，距骨頭向外。外脫位時足外翻外旋畸形，距骨頭向內。前脫位時呈足背屈，跟骨前移。後脫位足呈蹠屈，跟骨後突。

三、手法復位

在坐骨神經、股神經阻滯麻醉或腰椎麻醉或硬脊膜外麻醉下進行。

距骨周圍脫位　患者仰臥位，膝關節屈曲，助手握住小腿中段，術者一手握足前部，另手握跟部，先順勢對抗牽引。下面按脫位方向分述：

1. 內脫位

先順勢強力蹠屈位對抗牽引，然後外翻、外展，同時推拉足前部背屈，即可復位（圖13–3–2）。

2. 外脫位

先順勢強力蹠屈位對抗牽引，然後內翻、內收，同時推拉足前部背屈，即可復位。

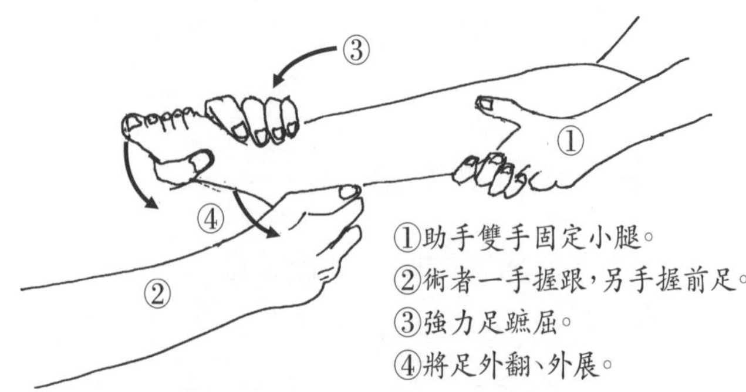

圖13-3-2　距骨下脫位復位

3. 前脫位

先順勢背屈對抗牽引，拉跟骨向後，然後蹠屈，即可復位。

4. 後脫位

先順勢蹠屈對抗牽引，推跟骨向前，然後背屈，即可復位。

四、術後固定

1. 內脫位

石膏托固定踝關節90°，足稍外翻位3～4週。

2. 外脫位

石膏托固定踝關節90°，足稍內翻位3～4週。

3. 前脫位

石膏托固定踝關節110°，足中立位3～4週。

4. 後脫位

石膏托固定踝關節背屈75°，足中立位3～4週。

合併骨折應固定中立位4～6週。

第四節　距骨全脫位

一、病因與發病機制

暴力下引起距骨全脫位，即是距骨從踝穴中完全脫出。

當足內翻、內收及蹠屈時，遭受強大暴力，使距下韌帶、外側副韌帶一起撕裂，距骨與跟骨、舟骨分離，並從踝穴中向內側脫出，周圍韌帶完全撕裂。足在最大內翻位時，距骨繞垂直軸旋轉90°，距骨頭由前轉向內側，然後在矢狀軸再旋轉90°，造成距骨下關節面向後。

暴力消失，足回中立位，但距骨脫出踝穴，距骨體在外踝前，距骨頸在內側，下關節面指向後側，與脛骨相關節處於皮下。常常皮膚撕裂，距骨關節面及外踝穿破皮膚，造成開放性脫位（圖13-4-1）。

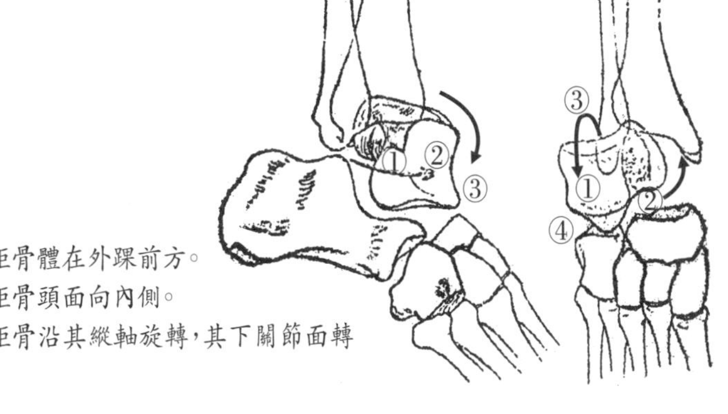

①距骨體在外踝前方。
②距骨頭面向內側。
③距骨沿其縱軸旋轉，其下關節面轉向後方。

圖13-4-1　距骨全脫位

二、臨床表現與診斷

踝及足嚴重腫脹、疼痛、功能全失，局部瘀斑，彈性固定。前足內翻內旋畸形，外踝前方可捫到距骨體，突出部皮膚緊張，踝穴空虛，若開放脫位踝前方可見露出的距骨體及外踝。X光檢查距骨體在外踝前側、距骨頭在內側，下關節面後移，距骨脫出踝穴。

三、手法復位

由於距骨雙重旋轉，手法復位比較困難，成功機會較少，但應傷後儘早試行手法復位，如不成功，可手術治療。麻醉後，患者仰臥位，助手握住患側小腿中下部，使膝關節屈曲，術者一手握足跟，另手握足蹠部，在蹠屈位順勢強力內翻對抗牽引，術者以拇指在距骨體後部向後向內推壓，也可以從足內側向外向前推壓距骨頭；同時在足踝內側向下推壓距骨體糾正矢狀軸旋轉，最後將距骨送回踝穴內（圖13-4-2）。

復位後必須攝X光片，證實復位良好。

四、術後固定

復位後短腿前後石膏托固定12週。

五、手術適應證

（1）手法復位未成功者。

（2）開放性脫位病例。

①足處蹠屈位，與助手做對抗牽引。

②同時將足強力內翻。

③在維持內翻、蹠屈的同時，術者以拇指在距骨後側強力壓迫。

④向內及向後壓迫。

⑤同時將距骨沿其縱軸旋轉。

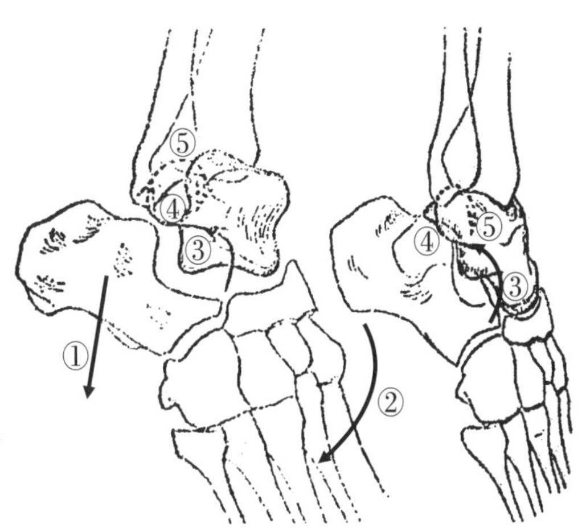

圖13-4-2　距骨全脫位復位

(3) 陳舊性距骨全脫位，如無距骨壞死可復位。若距骨壞死應手術切除。

六、討　論

(1) 距骨全脫位，是個複雜脫位。不但距骨從踝穴中脫出，而且距骨沿縱軸和矢狀軸翻轉兩個90°，先是距骨頭從前轉向內側，再沿矢狀軸翻轉90°，使其下關節面轉向後側。

(2) 距骨全脫位復位難度較大，在進入踝穴前必須使距骨翻轉兩個90°，使其頭體恢復前後位，再使下關節面由後方轉向下方，擺正距骨位置，之後才能送回踝穴。

重定中要按步驟進行，勿忙亂，必須先矯正距骨的方位，再納入踝穴。手法復位難以完成時，勿勉強，應考慮手術復位。

第五節　距骨錯位

當踝關節受到一定應力作用時，外側或內側韌帶部分損傷，距骨在踝穴中向內或向外翻轉移位，發生距骨內翻錯位或外翻錯位，外翻錯位比較少見。

一、距骨內翻錯位

（一）病因與發病機制

距骨在踝穴中，其穩定性由三角韌帶、距腓前韌帶、距腓後韌帶、跟腓韌帶以及前、後韌帶維護和加強。

中立位及背屈位比較穩定。而在足蹠屈時，由於距骨前寬後窄的結構關係，踝穴寬鬆，出現內、外翻和內、外旋，而出現不穩定狀態；又因外踝比內踝長，內翻的幾率較大，當應力作用踝關節內側時，外側韌帶部分損傷，使距骨上關節面的內側向外上方移位，距骨下關節面外側向內下方旋轉移位造成距骨內翻錯位；另外距骨脫位復位不全，陳舊性踝關節扭傷，關節鬆弛不穩，反覆損傷等均可造成距骨錯位。

（二）臨床表現與診斷

（1）有踝關節扭傷病史，或有距骨脫位或自行復位不全史，或有踝關節不穩而經常扭傷病史。

（2）外踝下疼痛、輕度腫脹，自感足底不平、不穩。

（3）外踝下豐滿，隆起、壓痛。

（4）主動和被動活動均不順暢，活動範圍受一定限制。

（5）X光片正位可見踝關節兩側間隙不等，外側寬內側窄。

（6）與踝關節內翻扭傷鑒別，內翻時外踝痛，外翻時內踝痛；然而距骨內翻錯位，內翻時外踝痛，而外翻時內踝無痛，仍是外踝痛，二者可以鑒別。

（三）手法復位

患者健側臥位，助手握患側小腿中下段，術者一手握足蹠部，另手握足跟部，雙拇指疊壓外踝下方距骨隆起處與助手沿小腿縱軸對抗牽引，在足內翻、蹠屈位拉開關節間隙後，突然將足外翻、背屈，同時雙拇指向內下壓距骨，若有移動感，或聞復位聲響，則表示復位成功（圖13-5-1）。

(1)患者健側臥位。

(2)助手握小腿中下段。

(3)術者一手握足蹠部，另手握足跟部，雙手拇指疊壓外踝下方距骨隆起處與助手沿小腿縱軸對抗牽引。

(4)牽引下足內翻，蹠屈拉開關節間隙，突然足外翻、背屈，拇指壓下距骨即復位。

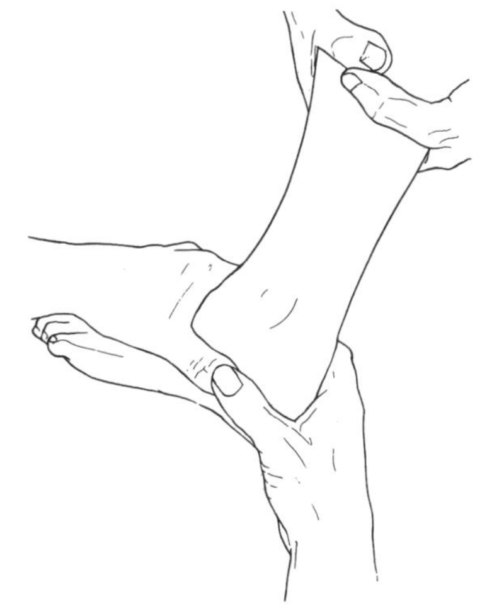

圖13-5-1　距骨內翻錯位復位

（四）術後固定

急性錯位重定後，以膠布或彈性繃帶在足輕度外翻、背屈位固定2～3週。陳舊性錯位毋需固定。

二、距骨外翻錯位

距骨外翻錯位，雖然鮮見，也時有發生。當踝關節處蹠屈位，應力作用外踝，內側韌帶部分撕裂傷，距骨上面外側向內移位，距骨內下方向外旋轉，發生距骨外翻錯位。內踝下方腫脹、壓痛，活動受一定限制。

手法復位：患者患側臥位，助手握小腿，術者一手握足蹠部，一手握跟部，雙手拇指壓內踝下方。在與助手對抗牽引下，保持外翻蹠屈位，拉開關節間隙時，術者以雙手拇指壓下內側突起之距骨體上側，同時內翻、背屈，即可復位（圖13–5–2）。

術後膠布或繃帶外翻背屈位固定2～3週。

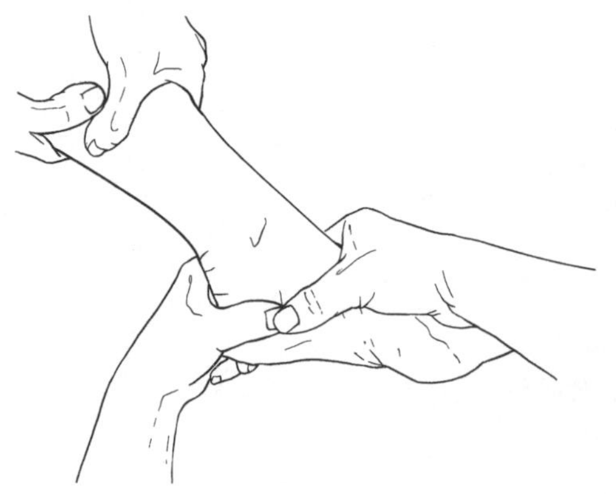

(1)患者患側臥位。

(2)助手握小腿中段。

(3)術者一手握足蹠部，一手握跟部，雙手拇指壓內踝下方。

(4)在牽引下，保持足外翻、蹠屈位，拉開關節間隙時，雙手拇指壓下距骨體，同時內翻、背屈。

圖13–5–2　距骨外翻錯位復位

三、距骨錯位復位機制

距骨在踝穴中只能有背屈、蹠屈活動。距骨前寬後窄的解剖結構，在蹠屈時，距骨前移，後部進入踝穴內，關節內寬鬆，踝關節處不穩定狀態，給重定創造條件，這時再外翻或內翻、背屈，使內側移位或外側移位及旋轉移位的距骨在踝穴中恢復正常位置。

第六節　跟骨錯位

跟骨與距骨、舟骨分別構成關節。距骨的跟骨關節面與跟骨的後關節面構成跟距關節；以跟骨的前距關節面、中距關節面連同舟骨的後關節面以及跟舟足底韌帶一起構成關節窩，與以距骨頭的舟骨關節面作為關節頭構成跟距舟關節。關節囊附著於關節軟骨周圍，後部較厚，外側有距跟韌帶，內側有跟舟足底韌帶、分歧韌帶、背側韌帶等加強。

距跟關節與距跟舟關節，在運動時形成聯合關節，沿著跟骨後面與距骨頸上面和外側面之間運動軸，做一定範圍的滑動及旋轉運動。跟骨和舟骨連同其他足骨在距骨上面做內翻和外翻運動。當足內緣提起，外緣降下，足的蹠面向內，稱內翻；當足的外緣提起，內緣降下，足的蹠面向外，稱足外翻。內翻主要受跟距間韌帶的限制，可達35°～40°；外翻受三角韌帶限制，可達22°～25°。

足內翻有脛前肌、脛後肌、拇長屈肌與趾長屈肌輔助；足外翻有腓骨長肌、腓骨短肌、第3腓骨肌、趾長伸肌輔助。

一、病因與發病機制

當足置背屈位時，受內側或外側應力作用，由於踝關節的距骨與踝穴緊密接觸而處於穩定狀態，不易發生損傷，致使距跟關節外側韌帶撕裂或內側韌帶撕裂，跟骨過度內翻或外翻，最終亦未回原位，造成跟骨內翻錯位或外翻錯位。

二、臨床表現與診斷

（1）在足背屈時內翻或外翻外傷史。

（2）內踝或外踝下疼痛、腫脹、行走自覺足跟不能放平，僅有足跟外側著地（內翻錯位）或內側著地（外翻錯位）。

（3）壓痛點在距骨下方，距跟關節間隙外側略寬（內翻錯位）或內側增寬（外翻錯位）。

（4）足跟略有內翻或外翻畸形。

（5）X光跟骨軸位片，距跟關節間隙外側大於內側，為內翻錯位；內側大於外側間隙，為外翻錯位。

（6）距骨內翻錯位、外翻錯位壓痛均在踝骨尖下，踝下凹陷和弧線消失。而跟骨內外翻錯位壓痛點更偏下，踝下凹陷及弧線存在，二者可以鑒別。

三、手法復位

(一)跟骨內翻錯位

患者健側臥位，助手握小腿下部，術者雙手握住跟骨，兩拇指疊壓跟距關節外側，餘雙手4指從前後握住跟骨內側，踝關節置背屈位與助手在小腿縱軸線上做對抗牽引，當跟距關節牽開後，術者先使足內翻，然後突然外翻，拇指壓距骨向內上方，餘4指用力將跟骨向外頂拖，若手下有移動感，則表示已復位（圖13-6-1）。

(1)患者健側臥位，外踝朝上。

(2)助手握小腿下部。

(3)術者雙手拇指疊壓在跟距關節外側，雙手餘4指握跟骨內側。

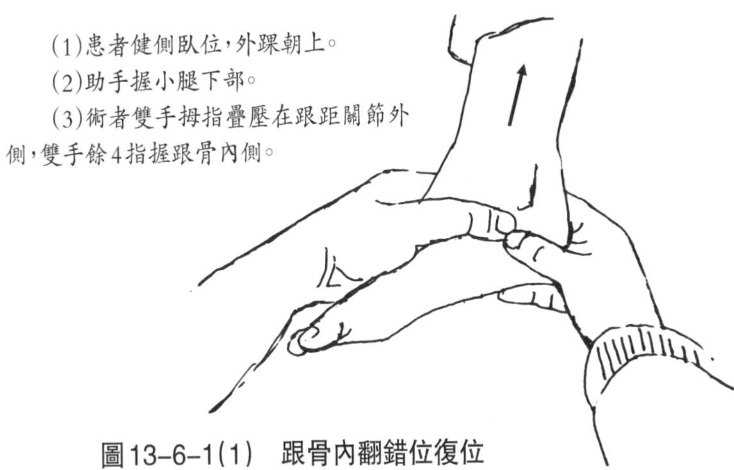

圖13-6-1(1)　跟骨內翻錯位復位

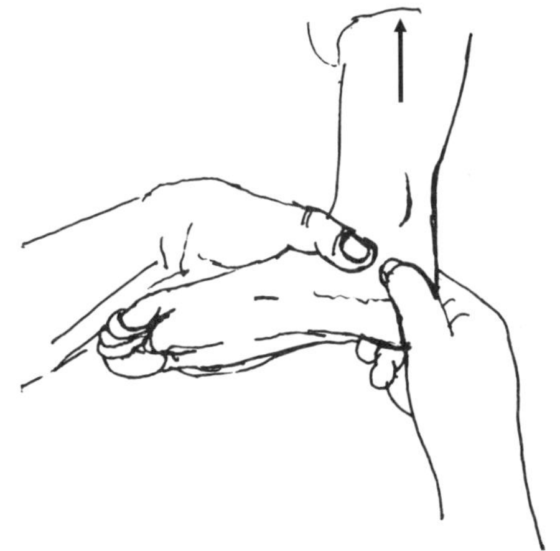

(4)置踝背屈位。

(5)沿小腿中軸對抗牽引，順勢足內翻，拇指下壓，4指托跟骨向外，手下有移動感即復位。

圖13-6-1(2)

（二）跟骨外翻錯位

患者患側臥位，內踝朝上，助手握患側小腿下部，術者雙手拇指疊壓在跟距關節內側，兩手餘4指握跟骨外側，踝背屈位，沿小腿縱軸對抗牽引，順勢將足外翻，突然兩手用力將足內翻，拇指下壓，4指頂拖跟骨向內側，若手下有移動感，說明已復位（圖13–6–2）。

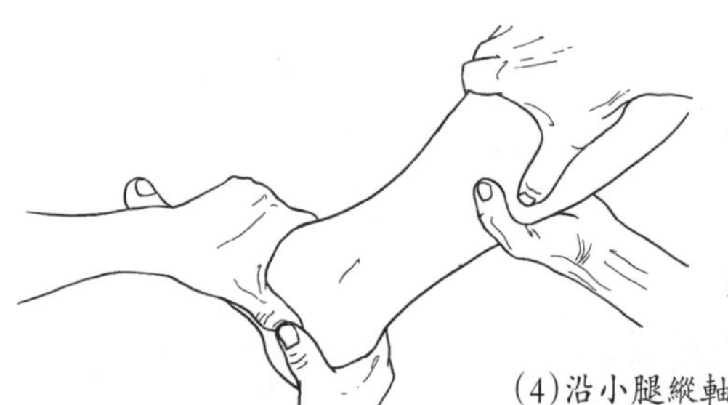

(1)患者側臥位，內踝朝上。
(2)助手握小腿下部。
(3)術者雙手拇指壓於跟距內側，雙手餘4指握跟骨外側踝背屈位。
(4)沿小腿縱軸對抗牽引，順勢足外翻，突然將足內翻，拇指壓下，4指托跟骨向內側，手下有移動感即復位。

圖13–6–2　跟骨外翻錯位復位

四、術後固定

用膠布或彈性繃帶內翻（外翻錯位）固定；或外翻（內翻錯位）固定2～3週。

五、討　論

1. 跟骨錯位與踝關節扭傷相鑒別

跟距關節間壓痛，位於內外踝的下方，而踝關節錯位踝前或踝後壓痛、飽滿、弧線消失。跟骨錯位發生率比較

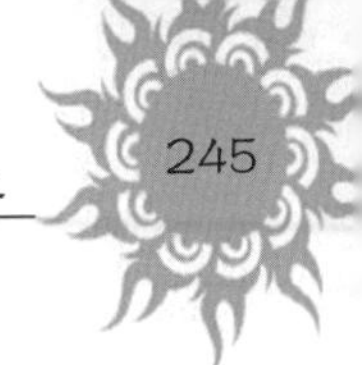

高，應注意診察，以免誤診。

2. 手法復位機理

將足背屈，使距骨寬大部分置踝穴中，在踝關節穩定條件下，再拉開跟距間隙，內翻或外翻矯正跟骨錯位。

3. 年齡與錯位關係

從2歲到12歲，跟距關節間隙呈內高外低的傾斜，隨年齡增加傾斜面愈趨增大。故12歲前兒童多發生內翻型跟距錯位，而且隨年齡增長增多。12歲以後跟距關節間隙逐漸趨於水平，跟距內翻錯位發病率逐漸下降。

第七節　距舟關節錯位

一、病因與發病機制

足舟骨是個不規則的六面體，後關節面呈凹窩狀與距骨頭相關節；其前面3個關節面，由略凸小脊分開，與3個楔骨後關節面相關節；外側與骰骨多為韌帶聯合，但形成關節並不少見，舟骨外側緣與骰骨內側緣相關節。諸多關節間均有足背和足底部韌帶連結，有些關節腔是相通的。距舟關節在跗橫關節運動中，有屈伸、展收和內外旋的活動；而舟骰關節和舟楔關節只有些許滑動。

舟骨錯位多發在距舟關節。當足蹠屈受應力作用時，舟骨向背側移位；當足背屈受外力作用時，舟骨向蹠側移位；當足猛烈外旋時，舟骨移向內側。由於足所處狀態和外力的不同造成舟骨不同錯位（圖13-7-1）。

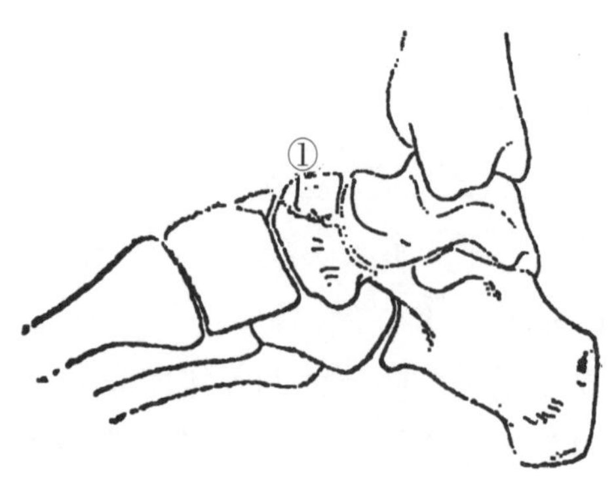

圖13-7-1　距舟關節錯位

二、臨床表現與診斷

（1）前足有扭傷史，如背屈、蹠屈或外旋等損傷。

（2）自覺舟骨部位疼痛，活動更明顯。

（3）舟骨部有壓痛，可在背側，也可在蹠側或內側由錯位方向而定。壓痛處略隆起。

（4）足活動稍受限。

（5）X光片無明顯改變。可鑒別有無副舟骨，一般副舟骨無外傷不出現症狀，傷後方出現疼痛，舟骨背側可觸及隆起籽骨，並有壓痛，可手術切除。

三、手法復位

方法一

患者仰臥位，足中立位置於床上，助手扶小腿下段，固定足部。術者面對患者，一手握前足向上牽拉，另手拇指壓在舟骨背側（背側錯位），持續牽拉下先做背屈，突然蹠屈，手下有移動感，症狀明顯減輕或消失即復位（圖13-7-2）。

1. 蹠屈錯位

術者拇指頂在舟骨蹠側，持續牽拉下先做蹠屈，瞬間突然背屈，手下有移動感，症狀減輕或消失即復位（圖13-7-3）。

(1)患者仰臥位，足中立位。

(2)助手握小腿遠端，固定足部。

(3)術者一手握足前部，向上牽拉，另手拇指壓在舟骨背側。

(4)在牽拉下，先足背屈，突然蹠屈，拇指下有移動感即復位。

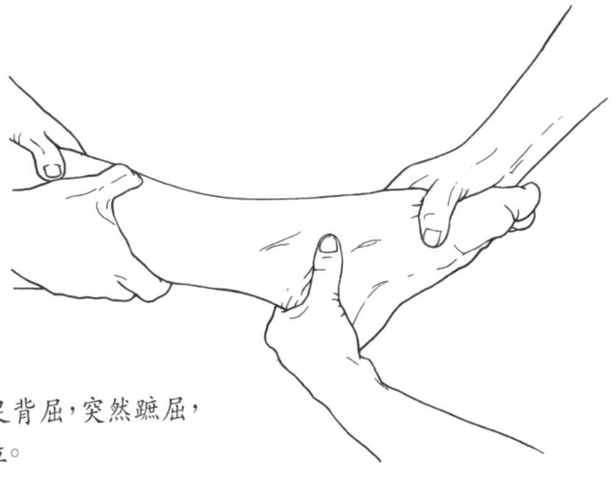

圖13-7-2　距舟關節背側錯位復位（方法一）

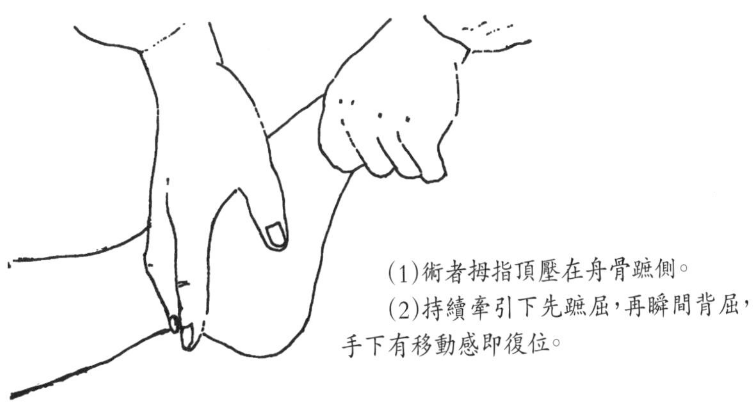

(1)術者拇指頂壓在舟骨蹠側。

(2)持續牽引下先蹠屈，再瞬間背屈，手下有移動感即復位。

圖13-7-3　距舟關節蹠屈錯位復位（方法一）

2. 內側錯位

術者拇指壓舟骨內側在持續牽引下，先做足內收、內旋，突然做外展外旋，手下有移動，症狀減輕或消失即已復位。

方法二

1. 內側錯位

患者坐位，足內側朝上，一助手固定患足跟、踝部，另一助手握前足沿足縱軸對抗牽引。術者立於患側，雙手拇指疊壓在舟骨內側，餘4指分別從足背側和蹠側環握，交叉止於足外側。牽引1分鐘後，改為沿前足外展方向牽拉，並稍加旋轉，逐漸將患足變成外展位，至極度時鎮定片刻，突然快速足內收，與此同時術者順勢推舟骨向外方，若手下有移動感，表示復位成功（圖13－7–4）。

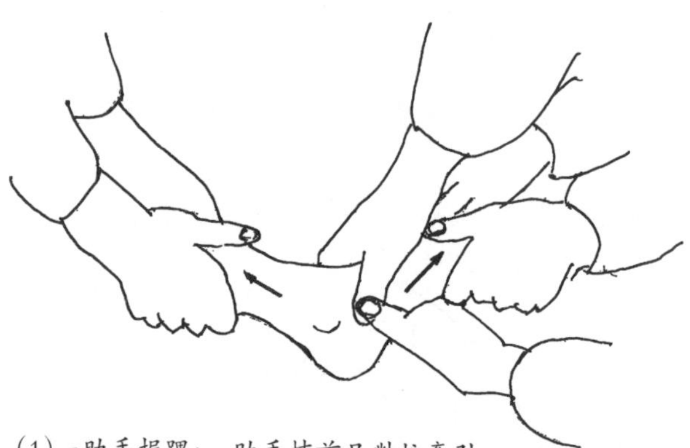

(1)一助手握踝，一助手持前足對抗牽引。

(2)術者雙手拇指疊壓舟骨內側，餘4指交叉環握足蹠。

(3)牽引片刻，改足外展，並加旋轉，稍停突然足內收，順勢拇指壓舟骨向外，有移動感即已復位。

圖13–7–4　距舟關節內側錯位復位(方法二)

2. 背側錯位

原理與內移型相同，不同點是足背轉上，術者拇指置舟骨背側，牽引1分鐘後改沿前足蹠屈方向牽引，逐漸將足變成蹠屈位，至極度時鎮定片刻，突然快速足背屈，與此同時術者順勢推壓舟骨向蹠側，即可復位。

3. 蹠側錯位

患者坐位，足蹠儘量朝上，與內移型原理相同，只是術者雙手拇指頂壓舟骨蹠面，沿前足背屈方向牽拉，突然足蹠屈，同時術者拇指頂壓舟骨向背側，即可復位。

四、復位後固定

用膠布或彈力繃帶固定1週，陳舊錯位可延長到2週。

第八節　跟骰關節錯位

一、病因與發病機制

骰骨的後關節面與跟骨的骰骨關節面相關節，組成跟骰關節；骰骨前關節面與4、5蹠骨基底部相關節組成跗蹠關節的外部。內側有舟骰關節和楔骰關節，後者為第3楔骨外側面與骰骨內側前關節面構成。每個關節都有諸多背側韌帶和蹠側韌帶連結。於足內外翻時跟骰關節有輕微滑動和旋轉。

當足部過度內收、背屈和蹠屈時，骰骨可略離開跟骨和第3楔骨，向外側、蹠側或背側移位，造成骰骨錯位。

二、臨床表現與診斷

（1）足部過度內收、背屈或蹠屈的外傷史。

（2）骰骨外側、背側或蹠側壓痛，骰骨在外側、背側或蹠側隆起。

三、手法復位

患者仰臥位，足中立位置於床上，助手扶壓踝部，固定足部。術者面對患者，一手握前足向上牽拉，另手以拇指壓在骰骨背側（背側錯位），持續牽引下首先足背屈，突然蹠屈，即可復位（圖13-8-1）。

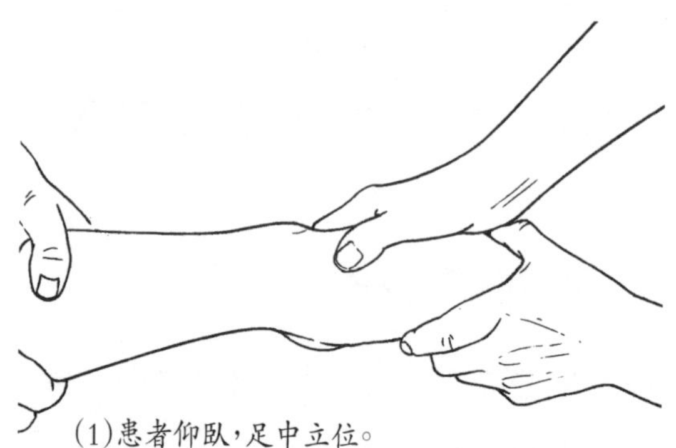

(1)患者仰臥，足中立位。
(2)助手固定跟部。
(3)術者一手持前足向上牽拉，另手拇指壓骰骨背側。
(4)在持續牽引下，首先足背屈突然蹠屈即復位。

圖13-8-1　跟骰關節背側錯位復位

蹠屈型骰骨錯位，術者拇指頂壓在骰骨蹠側，在持續牽拉下，首先蹠屈，突然背屈，同時拇指頂壓骰骨向背

側，即可復位。

骰骨外側型錯位，術者拇指頂在骰骨外側，在持續牽引下做外展，然後突然內收、旋轉，即可復位。

第九節　舟楔關節錯位

舟楔關節由舟骨前關節面與3個楔骨後關節面構成。關節囊附於關節面的周緣。關節腔與第2、3跗蹠關節及第1、2蹠骨間關節相通。背側有楔舟背側韌帶、蹠側有楔舟、蹠舟、足底韌帶連結並加強關節囊。

一、病因與發病機制

舟楔關節活動度小，有微弱的背屈、蹠屈活動。

以蹠骨頭為支點過度背屈和蹠屈或前足過度外展時，可發生舟楔關節背側、蹠側或內側錯位。

二、臨床表現與診斷

（1）前足有過度伸屈運動或扭傷史。

（2）楔骨處有疼痛，快走和跑步疼痛明顯。

（3）楔骨向背側或蹠側或內側略凸且有壓痛。

三、手法復位

患者仰臥位或坐位，足處中立位，足背向上置床面。助手固定踝部，術者一手握前足做向上牽拉，在持續牽拉下順勢做背屈（背側錯位），突然蹠屈，同時向蹠側加壓

凸起的楔骨，即可復位。

蹠側錯位：術者以一手拇指頂壓在突起楔骨的蹠側，在持續牽拉下先行蹠屈，瞬間猛做背屈，同時頂壓楔骨向背側，即可復位。

第1楔骨內側錯位，術者以拇指壓在楔骨內側，順勢牽拉內收，突然外展，同時壓楔骨向外側，即復位。

第十節　跗蹠關節錯位

跗蹠關節分3個部分，即第1楔骨前關節面與第1蹠骨基底關節面相關節；第2、3楔骨前關節與第2、3蹠骨基底關節面分別相關節；骰骨前關節面與第4、5蹠骨基底相關節。第一部分有獨立關節囊和關節腔；第二、三部分關節囊和關節腔與楔間關節和舟楔關節相通。足背側及蹠側均有韌帶加強。

一、病因與發病機制

跗蹠關節活動度較小，僅有蹠屈和背屈。當前足過度背屈或過度蹠屈時可發生蹠骨蹠側錯位或背側錯位，第1跗蹠關節可向內錯位，第5蹠骨可向外錯位。

二、臨床表現與診斷

（1）前足有扭傷史或過度跑跳損傷史。

（2）蹠骨基底疼痛，快走或跑步時疼痛明顯。

（3）一個或幾個蹠骨基底壓痛，相應跗蹠關節背側

或蹠側可觸及蹠骨基底略凸起或凹陷，被動背屈或蹠屈活動受限。第1跗蹠關節內側、第5蹠骨基底外側隆起壓痛。

三、手法復位

患者仰臥位或坐位，足中立位置床上。助手夾持足踝固定之。術者雙手握前足，雙拇指壓在錯位蹠骨基底部，背側錯位壓在背側；蹠側錯位壓在蹠側；第1跗蹠內側錯位壓在內側；第5蹠骨外側錯位壓在外側，垂直牽拉足前部，背側錯位，先背屈，然後突然蹠屈，同時拇指壓向蹠側即可復位；若蹠側錯位，先蹠屈，隨後突然背屈，同時頂壓蹠骨基底向背側，即復位；若第1跗蹠內側錯位，先內收，然後突然外展，同時拇指壓向外側，即可復位；若第5蹠骨外側錯位，先外展，隨之突然內收，拇指壓向內側，則可復位。

第十一節　蹠趾關節錯位

一、病因與發病機制

蹠趾關節是由蹠骨頭與近節趾骨基底構成。關節囊上面較薄，下面較厚。周圍有韌帶附麗，兩側均有側副韌帶，蹠底有蹠骨深橫韌帶和足底韌帶。第1蹠趾關節蹠面兩側各有一籽骨。蹠趾關節運動肌腱背側4條、蹠側5條，第1蹠趾關節有拇指外展肌。

蹠趾關節為橢圓關節，可做屈伸和輕度內收、外展活動，當受到過伸、過屈應力作用時，可能發生背側錯位或蹠側錯位，第1蹠趾關節可內翻錯位。

二、臨床表現與診斷

（1）前足扭傷史，或前足過屈、過伸史。

（2）蹠趾關節疼痛。

（3）蹠趾關節一個或幾個壓痛，關節屈曲；第1蹠趾關節內側壓痛和隆起。

三、手法復位

患者坐位，術者一手固定足背，一手牽拉患趾，順勢做背屈或蹠屈，拇趾做內收、外展抖動數次，均可復位。

趾間關節脫位比較少見。症狀和體徵類似蹠趾關節，復位方法亦類同，故不另加贅述。

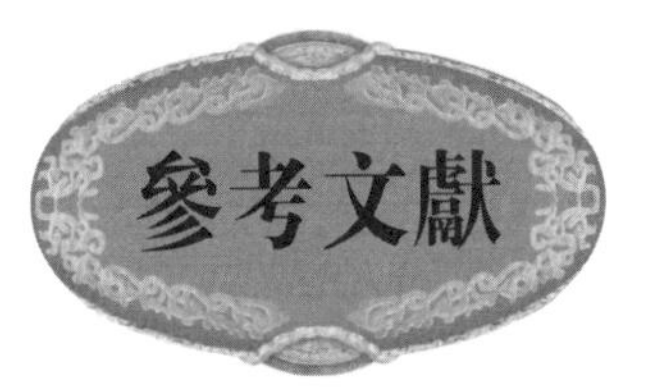

[1] 邵福元. 頸肩腰腿疼應用解剖學[M]. 鄭州：河南科學技術出版社，2000.

[2] 趙文海. 骨與關節損傷治療學[M]. 北京：北京科學技術出版社，2010.

[3] 孫永強. 骨關節損傷治療學[M]. 北京：人民軍醫出版社，2007.

[4] 吳階平. 黃家駟外科學[M]. 4版. 北京：人民衛生出版社，1988.

[5] 吳桂生. 膝痛[M]. 北京：人民衛生出版社，1997.

[6] 姚太順. 踝關節外科[M]. 北京：中國中醫藥出版社，1998.

[7] Anthony F.De pelma.THE MANAGEMENT OF FRACTURES AND DISLOCATIONSAN ATLS[M].W.B.Saunders Co. 1959.

[8] 胡友谷. 腰椎間盤突出症[M]. 2版. 北京：人民衛生出版社，1999.

[9] 趙玉學. 頸椎病診斷與非手術治療[M]. 瀋陽：白山出版社，1991.

[10] 張繼祥. 楊天鵬骨傷科治驗真傳[M]. 太原：山西科學技術出版社，2012.

[11] 田紀軍. 錯骨縫的診斷與治療[M]. 太原：山西科學技術出版社，1987.

[12] 胡耀民. 人體解剖學標本彩色圖譜[M]. 廣州：廣東科技出版社，1998.

[13] 李慶濤. 臨床骨科康復治療學[M]. 北京：科學技術文獻出版社，2009.

國家圖書館出版品預行編目資料

手診・手法整骨—診治骨關節脫位、半脫位、錯位 / 趙玉學主編
－初版－臺北市：大展，2016【民 105.06】
面；21 公分－（中醫保健站；72）
ISBN 978-957-468-117-3（平裝；附影音光碟）
1. 推拿
413.92　　105005423

手診・手法整骨—診治骨關節脫位、半脫位、錯位

主　　編／趙　玉　學
責任編輯／壽　亞　荷
發 行 人／蔡　森　明
出 版 者／大展出版社有限公司
社　　址／台北市北投區（石牌）致遠一路 2 段 12 巷 1 號
電　　話／(02) 28236031・28236033・28233123
傳　　真／(02) 28272069
郵政劃撥／01669551
網　　址／www.dah-jaan.com.tw
E-mail／service@dah-jaan.com.tw
登 記 證／局版臺業字第 2171 號
承 印 者／傳興印刷有限公司
裝　　訂／眾友企業公司
排 版 者／弘益電腦排版有限公司
授 權 者／遼寧科學技術出版社
初版1刷／2016 年（民 105） 6 月
初版2刷／2019 年（民 108） 4 月　　定價 / 350 元

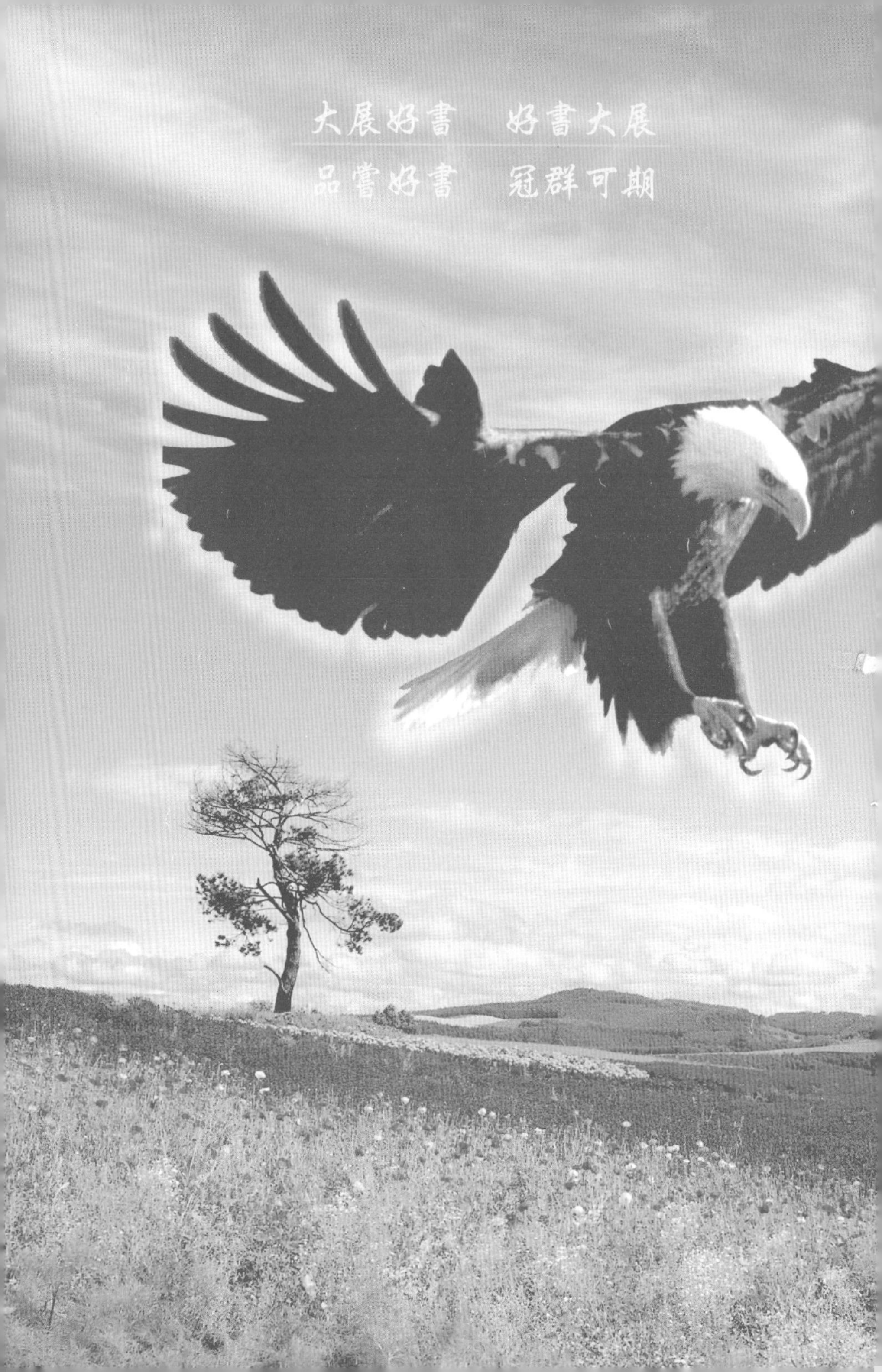

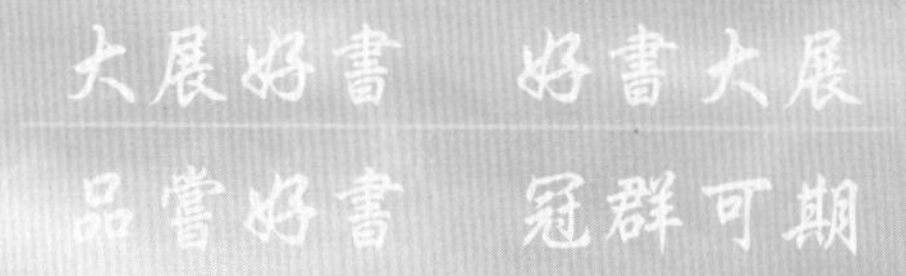
大展好書　好書大展
品嘗好書　冠群可期